치매의 거의 모든 기록

치매의 거의 모든 기록

초판 1쇄 발행   2022년 10월 1일
초판 3쇄 발행   2023년 3월 15일

지 은 이   웬디 미첼/아나 와튼
옮 긴 이   조진경
펴 낸 이   한승수
펴 낸 곳   문예춘추사

편   집   이상실
디 자 인   박소윤
마 케 팅   박건원, 김지윤

등록번호   제300-1994-16
등록일자   1994년 1월 24일

주   소   서울특별시 마포구 동교로 27길 53, 309호
전   화   02 338 0084
팩   스   02 338 0087
메   일   moonchusa@naver.com

I S B N   978-89-7604-552-2 03510

치매의 거의 모든 기록

치매 환자가 들려주는 치매 이야기

웬디 미첼, 아나 와튼 **지음** | 조진경 **옮김**

**What
I wish
people
knew
about
dementia**

문예
춘추
사

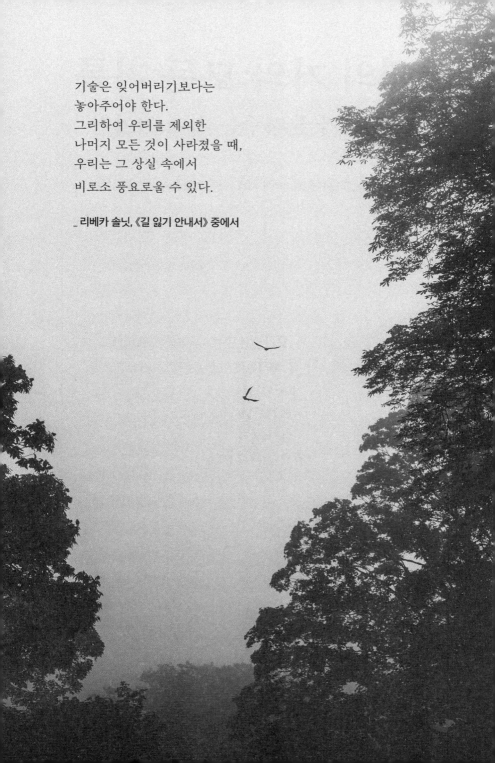

기술은 잊어버리기보다는
놓아주어야 한다.
그리하여 우리를 제외한
나머지 모든 것이 사라졌을 때,
우리는 그 상실 속에서
비로소 풍요로울 수 있다.

_ 리베카 솔닛,《길 잃기 안내서》중에서

프롤로그

모두에게 알리고 싶은 '치매' 이야기

다시 여기다. 2021년 3월, 우리 모두에게 힘들었던 한 해를 보낸 후 나는 두 번째 책을 쓰고 있다. 나의 베스트셀러 회고록인《내가 알던 그 사람》의 후속 작품을 쓰기로 마음먹은 것인데, 2022년에 출간될 예정이라고 했다. 이 사실을 알고 공동 저자인 아나 와튼에게 내가 가장 먼저 한 말은 "그때쯤이면 여기에 있을 것 같지 않아"였다.

아나는 내가 2018년에 첫 번째 책을 낼 때도 그 말을 했다는 것을 부드럽게 일깨워주었다. 그리고 나는 다시 여기에 있다.

이 글을 쓰는 지금은 조기 발병 치매를 진단받은 지 거의 7년이 흘렀고, 나는 여전히 혼자, 간병인 없이 독립적인 생활을 하고 있다. 2014년 7월의 그날, 나는 신경과 전문의 앞에 앉아서 그전의 많은 편지와 검사에서 눈치 챘던 내용을 확인받았다. 그날 이후로 나는 무엇을 배웠을까? 많은 이들처럼 나도 진단을 받은 당시에는 치매에 대해 아무것도 몰랐다. 아는 것이라고는 미디어나 신문, 텔레비전에서 귀동냥으로 얻은 단편적 지식과 친구에게서 전해들은 간접적인 이야기가 전부였다. 그러니 나는 당연히 대부분의 사람처럼 두려웠다. 이 진행성 질병과 느리지만 분명히 내 앞에 드러날 병의 계획된 경로가 무서웠다. 나는 갑자기 내 삶에 대한 통제력을 상실한 것 같았다. 이것은 아주 무서우면서도 지극히 정상적인 감정이다.

그러면 내 질문으로 돌아가자. 나는 무엇을 배웠을까? 글쎄, 우선 실제로는 생각했던 것만큼 크게 두렵지 않다는 것이다. 그렇다. 치매는 실망스러운 진단이지만, 모든 인생사가 그렇듯이 치매에도 시작과 중간, 끝이 있다. 이 병과 함께하는 여행에서 내가 어디에 있는지 과연 누가 알겠는가. 현 시점에서 내가 보는 것은 치매를 안고 사는 내 이야기의 총량 중 한 조각일 뿐이다. 내 이야기가 다른 치매 환자가 영위하는 삶의 방식과 정말로 다른 것일까? 결국 내가 유일하게 확신하는 것은 다른 사람들과 마찬가지로 지금의 나는 오늘만 알 수 있다는 것이다.

그런데도 내가 이 책을 쓰고자 한 이유는 내가 치매에 대해 알게 된 것들을 일부라도 사람들과 공유하고 싶었기 때문이다. 이는 여러분에게 놀라움을 줄 수도, 영감을 줄 수도 있다. 무엇보다 정보만큼은 확실히 줄 것이라고 생각한다. 따라서 이 내용은 운이 좋다면 치매 환자가 살 수 있는 최선의 삶을 영위하게 하거나, 여러분이 훨씬 잘 아는 누군가를 지지하는 데 도움이 될 것이다.

나는 치매에 대해 알아가면서 그 과정에서 만난 사람들에게 가장 큰 영향을 받았다. 나와 마찬가지로 치매를 앓는 친구들을 알게 되어 그들과 이야기하고 경험을 공유하게 됨으로써 약간 멍한 날에도 내가 좀 더 정상이라는 느낌을 받았다. 힘들게 고투하는 날도 있고 활기찬 날도 있지만, 똑같이 살아가는(견디는 것이 아니라 살아가는 것이다. 나는 견딘다는 말을 싫어한다) 다른 사람들이 있다는 사실을 알게 된 것이 큰 변화를 만들었다. 나에게는 그들이 대단히 중요했기 때문에 여러분에게도 그들의 이야기를 들려주고 싶었다.

나의 치매 경험은 결국 나만의 것이다. 치매 환자 한 사람을 만났다면 그냥 치매 환자 한 사람을 만난 것이지 그 사람이 전체 치매 환자를 대표하지는 않는다. 우리는 치매에 걸리기 전의 우리와 다르다. 따라서 이번에는 다른 사람들의 의견을 듣는 것이 중요했다. 책에서 그들의 이름이 늘 나오지는 않겠지만, 일레인, 에릭, 에디, 팻, 모니카, 수, 로랜드, 밥, 수, 바바라, 콜린, 브라이언, 자넷, 폴, 데리제, 스튜어트, 게일, 조지, 도리, 아그네스가 그들의 경험을 나눠줄 것이다. 이들은 모두 치매를 앓는 생활을 하고 있으며 연령대는 50대와 60대, 70대, 80대다. 나보다 오래전에 진단받은 이도 있고, 최근에 진단받은 이도 있다.

내가 치매를 진단받았을 때는 이 새로운 질병이 나에게 어떤 증상으로 나타날지 잘 몰랐다. 그런 정보를 어디에서 찾아야 하는지 전혀 알지 못했기 때문이다. 일단 진단을 받으면 갑자기 모든 정보를 직접 찾아야 한다. 먼저 연락해서 어느 쪽으로 가야 지원

서비스나 같은 병을 앓는 동료 환자 단체들을 찾을 수 있다고 알려주는 사람은 아무도 없다. 설사 정보가 있어도 나 자신이 당장은 참석할 준비가 되어 있지 않고, 어쩌면 몇 개월 후에나 참석할 수 있을지 모른다. 그렇다 해도, 그렇다면 어디에서부터 시작해야 하는 걸까? 나는 "음, 우리가 치매에 관한 전단과 포스터를 제작했어요"라는 말을 종종 듣는다. 그러나 그 자료들을 어디에서 찾고, 무엇을 찾아야 하는지 어떻게 알겠는가.

나는 사람들이 이 책을 읽고 적어도 깜짝 놀라기를 바란다. 이 책을 읽는 동안 내가 여러분의 어깨를 부드럽게 감싸 안고 여러분에게 유용한 정보가 있는 방향으로 몸을 돌려준다고 상상해보라. 이 책이 여러분이 궁금해하는 질문들에 대한 답을 모두 제시하리라 단언할 수는 없지만, 출발점으로는 좋을 것이다.

사람들은 치매라고 하면 바로 기억력과 연관시킨다. 반면 치매가 기억력과 상관없는 감각이나 감정, 의사소통 같은 것들을 어떻게 변화시키는지에 대해서는 생각하는 사람이 거의 없다. 치매 진단을 받았다면 내부와 외부 환경을 그에 맞게 바꿔야 하며, 그렇게 그것을 조금 바꾸는 것만으로도 큰 효과를 낼 수 있다는 사실을 아는 사람도 거의 없다. 누군가가 앞에 나서서 사람들에게 말하거나 치매에 대해 이야기하지 않는다면, 사람들은 치매가 환자의 인간관계에 미치는 영향과 그 영향을 긍정적인 방향으로 유도하는 방법을 절대 알지 못할 것이다. 여러분이 이런 것을 전혀 모른다면 치매에 대한 자신의 태도를 어떻게 책임질 수 있겠는가?

여러분이 치매 환자이든 아니면 환자를 돌보는 사람이거나 이 분야의 전문 인력이거나 그냥 공감과 포용이 환자에게 더 좋다고 믿는 호기심 많은 개인이든, 나는 여러분 모두를 따뜻하게 환영한다. 여러분을 위해 기꺼이 치매에 관한 모든 영역을 다룰 것이다. 내가 치매에 대하여 알려주고자 하는 모든 내용을 여러분 모두의 가슴이 진심으로 받아 안기를 바란다.

2021년 3월
웬디 미첼

차례

1장

왜곡되는
'감각'

치매 말기가 되면 환자는 다른 시간대로 퇴행한다고 한다.

마음이 인생의 이야기가 담긴 커다란 책장에서

앞선 시간의 선반을 선택하는 것이다.

우리처럼 기억을 앗아가는 질병을 앓고 있는 사람들도 냄비의 물이 끓을 때 보글보글 올라오는 기포들처럼 기억이 새록새록 떠오르면 깜짝 놀랄 때가 있다. 나는 지금 과거의 어느 날이 생각난다. 가정경제 수업 첫 시간이었다. 달걀을 넣어도 될 정도로 냄비의 물이 보글보글 끓고 있었다.

나는 달걀을 털실 뭉치 안에 넣어 조심스럽게 학교로 가지고 갔다. 하지만 학교에서 가정경제를 가르치던 마플 선생님에게 꾸중을 들었다. "달걀 보관 용기에 넣어 왔어야지."

우리는 마플 선생님이 독설가라는 사실을 금세 알게 되었다. 우리는 모두 그 선생님을 무서워했다. 중학교에 올라온 첫해였고, 우리는 매주 요리 재료를 타파웨어(플라스틱으로 된 식품 보관 용기의 상표명-옮긴이)에 담아서 가져오는 것을 아주 중요하게 여겨서 선생님 눈치를 봤기 때문이었다.

"오늘은 달걀 삶는 법을 배울 거예요." 마플 선생님이 첫 수업 시간에 말했다.

우리는 선생님의 설명을 열심히 들으면서 달걀 삶는 법을 줄쳐진 연습장에 단계별로 깔끔하게 필기했다. 끓는 물에 달걀을 넣고 달걀이 떠오르지 않도록 바닥에 가라앉히면서, 타이머를 설정하고, 끓는 물에서 달걀을 휘휘 저었다.

마플 선생님은 우리를 하나하나 지켜보면서 수업을 진행했는데, 목 뒤에서 선생님의 숨결이 느껴졌다. 나와 내 친구를 지켜보던 선생님은 "잘했다 웬디"라고 말하고 다음 학생에게로 향했다. 우리는 서로를 보며 안도한 표정을 지었다.

처음으로 그런 감각적인 즐거움을 느낀 것이 그때였을까? 지금은 말하기 힘들다. 어머니는 요리를 좋아하는 분이 아니었다. 적어도 내가 자랄 때 요리를 하면서 느꼈던 즐거움을 어머니는 알지 못했다. 어머니가 주방에서 가르쳐준 것이 있기나 한지 기억나지 않는다. 주방에서 옷소매를 팔꿈치까지 걷어올리고, 밀가루 때문에 하얗게 된 양손으로 반죽을 만지작대며 무언가를 만들어보려는 나를 발견한 분은 아버지였다. 나는 싱글맘이라도 된 것처럼, 어린 동생들에게 맛있고 새로운 음식을 먹이기 위해 가능한 한 창의적으로 요리해보려 했다. 동생들은 내가 만든 음식을 시식하는 일에 항상 적극적이었다. 나는 미니 파이와 미니 고기파이처럼 동생들이 작은 손으로 먹기 좋은 크기의 음식을 만들었다. 그리고 그 안에는 평상시 동생들에게 먹이는 것보다 더 많은 채소를 숨겨놓았다. 우리는 〈마스터셰프(Masterchef)〉를 함께 보았고 여동생들은 로이드 그로스만(1990년부터 2000년까지 상영된 BBC 프로그램 마스터셰프의 공동진행자-옮긴이)을 흉내 내려고 했다. 한 달에 한 번씩 우리는 우리만의 '마스터셰프'를 진행했다. 나는 시식 메뉴를 준비하여 동생들의 평가를 받았다. 동생들을 구슬려서 새로운 것을 먹어보게 할 수 있는 기회였다. 구운 고추나 고등어를 위에 올린 작은 키시(기본 재료인 달걀과 우유에 고기, 채소, 치즈 등을 섞어 만든 일종의 파이-옮긴이)나 리소토를 세 명이 먹을 수 있게 나누어놓았다. 디저트는 길게 설득할 필요도 없었다. 대개는 10점 만점에 10점을 받는 유일한 코스였다.

혀끝에 남은 잘 구운 케이크의 맛과 냄새, 이제는 그런 기억들을 떠올리는 것이 점점 어려워진다. 지금은 인지하지 못하지만, 내 주방에는 여전히 이런 냄새가 희미하게 떠돌아다니고 있을 것이다.

식사 방법

치매는 우리가 예전에 식사하며 느꼈던 즐거움을 서서히 좀먹으면서 우리와 음식의 관계를 변화시킨다. 나는 음식이 주는 사교의 기회, 스토브 위에서 부글부글 끓는 커다란 카레 통, 물씬 풍기는 향신료 냄새, 정원에서 방금 딴 꽃으로 장식한 식탁, 도착해서 식탁에 둘러앉은 친구들을 좋아했다. 언제부터 식사하면서 사교를 나누는 것이 어려워졌는지, 식탁에서 나누는 대화를 이해하지 못해 혼란스러워졌는지, 냅킨을 무릎에 떨어뜨리고 뒤로 기대앉아 아무 말 없이 듣기만 했는지 정확하게 꼽기가 어렵다. 또 접시 위에서 포크와 나이프가 부딪쳐서 나는 금속 소리가 너무 시끄러워서 마음이 불안하고 불안정해진 때가 언제인지도 말하기 힘들다. 식사는 단순히 맛과 냄새뿐만 아니라 촉각과 청각, 시각 면에서도 아주 감각적인 경험이다. 식탁보가 검은색이면 식탁이 다이닝룸 중앙에 생긴 커다란 싱크홀처럼 보여서 혼란스러웠다. 거기에 눈이 익숙해지거나 머리가 상황을 파악하여 그것이 사실 식탁보임을 깨달은 후에도 그 아래에서 어디부터 어디까지가 식탁인지 전혀 알 수 없었다.

마찬가지로 하얀 접시도 문제였다. 치매 환자에게 하얀 접시에 색이 흐릿한 매시드 포테이토나 얇고 납작한 생선 조각을 담아 주면, 환자는 접시에 음식이 있다는 것을 알아채지 못할지도 모른다. 심지어 환자의 눈은 예전처럼 음식을 갈망하지도 않는다. 음식과 접시의 색깔 대조가 뚜렷해야 접시에 음식이 있는지 없는지 구별할 수 있다.

직장에서 이 증상이 치매라는 것을 알게 된 후, 나는 내 병을 숨기기 위해 선명한 노란색 접시를 구입했다. 일반적으로 스크램블드에그 외에는 노란색 음식이 별로 없다고 생각했기 때문이다. 그러나 접시 자체가 문제가 되었다. 포크와 나이프를 제대로 사용하지 못해 음식이 접시 여기저기로 밀렸고 결국 접시 밖으로 떨어졌다. 음식이 안 보이자 처음부터 음식이 없었던 것처럼 여겨졌다. 딸들이 어렸을 때가 생각났다. 아기용 식탁 의자에 앉은 딸들에게도 똑같은 일이 벌어졌다. 그 문제는 상단이 접이식으로 된 그릇으로 해결했다. 테두리가 있어서 아기가 서툴러도 음식이 그릇 밖으로 잘 떨어지지 않았다. 그래서 이번에는 노란색 접시를 중고 가게에 갖다주고 대신에 큰 파스타 그릇을 샀다. 그렇게 하면 음식 때문에 어려움을 겪을 가능성은 낮아질 테니까.

우리는 뇌 안에 복잡한 질병이 생기고서야 비로소 일상의 잡다한 일들이 실제로 얼마나 복잡한 것인지 알게 된다. 다른 사람들에게는 단순하게 보이지만, 실제로는 아주 복잡한 과정이다. 예를 들어 포크와 나이프를 사용하려면 한 손은 포크로 음식을 붙들고 다른 손은 나이프로 그것을 썰어야 한다. 이 일은 어린아이들이 양손으로 피아노 치는 법을 배울 때를 생각나게 하는데, 뇌로서는 한 손이 다른 손을 그대로 따라 하는 것이 더 합리적이다. 따라서 양손이 따로따로 건반을 치는 법을 배우려면 연습하는 수밖에 없다. 나는 진단을 받은 후 늘 하던 방식대로 식사해보려고 했지만, 갑자기 음식이 내게서 달아났다. 마치 내 양손이 더 이상 협력하지 않는 것 같았다. 포크로 소시지를 찍으려고 했는데, 소시지가 통째로 접시 가장자리로 밀려가서 어쩔 수 없이 조금씩 뜯어먹어야 했다. 고기를 자르는 일은 어렵고 힘들었다. 수치심을 느끼며 식사해야 했기 때문에 나 자신이 멍청이 같았다. 그러나 나는 뇌에 여러 능력을 조금씩 갉아먹는 질병이 있다는 것이 왜 부끄러운 일이냐고 스스로 다짐했다. 부끄러워하기보다 대처 방법을 찾는 편이 더 나았다. 다행히 해결책은 간단했다. 나이프를 숟가락으로 바꾸는 것이었다. 포크로 자르고 숟가락으로 퍼 올리면 되었다.

그렇게 그 문제는 극복했지만, 고기는 여전히 삼키기 힘든 음식이었다. 고기는 자르는 것뿐만 아니라 씹기도 해야 했다. 고기를 먹을 때 얼마나 오래 씹었는지 또는 얼마나 더 씹어야 하는지 기억나지 않았다. 그 결과 충분히 씹지 않은 상태에서 삼키려고 하다가 고기가 목에 걸려 캑캑대는 일이 자주 일어났다. 그냥 먹는 일에만 집중하기도 힘든데 자르고 씹는 데까지 신경쓸 여력이 없었다. 그래서 고기는 포기해야 했고, 대신 생선을 먹었다.

뜨거운 음식 역시 곤란하다. 최근에 치과의사가 내 입 안에 화상 자국이 많다는 소견을 말했다. 뜨거운 감자를 입에 넣어 화상을 입고도 다음 한 입을 먹을 때에는 그 사실을 잊고 또 넣었기 때문이다.

내가 음식에 대해 무심해진 원인이 신경학적인 것인지 아니면 그저 치매 때문에 식사할 때 힘들어서인지 파악하기 어려웠다. 어쩌면 음식, 심지어 요리에서 느끼는 즐거움을 대체한 것이 없는 상태에서 뇌가 그냥 그 전체 과정에 신경을 꺼버린 탓인지 모른다. 아니면 많은 일들과 마찬가지로, 뇌 안의 어떤 회로가 사라져서 더 이상 배고픔을 느끼지 않는다는 뜻일지도 모른다. 사실 배가 고프든 부르든, 내가 지금 식사하는 것은 먹어야 하기 때문이다. 연료를 얻기 위해서 말이다. 내가 얼마나 적게 먹고 있는지에 대해 블로그에 글을 올리자, 음식을 보내주겠다는 제안이 쇄도했다. 심지어 내가 기억 장애를 앓고 있는 것은 뇌에 필요한 필수 영양소가 부족하기 때문이라고 말하는, 별로 도움이 되지 않는 사람들도 있었다. 그러나 그런 사람들이 치매에 대해 알지 못하는 사실이 있다. 바로 치매가 우리의 먹는 방법은 물론 먹는 음식까지 변화시킨다는 점이다.

음식

나는 모든 음식에 버섯을 곁들이는 것을 좋아했다. 지금도 버섯을 자를 때 느끼는 소소한 즐거움과 완벽한 버섯 모양으로 잘린 작은 조각, 숲에서 방금 배달된 것처럼 버섯에 매달려 있는 흙을 생각하면 기분이 좋다. 버섯에 버터를 발라 요리하면 접시에 담기 전에 맛부터 보지 않을 수 없다. 버섯이 먹고 싶으면 간단하게 버섯을 올린 토스트를 만들면 돼서 저녁 식사로 이 메뉴를 일주일에 여러 번 먹었다. 그러나 지금은 그렇게 먹어도 식감이나 맛에서 즐거움을 얻지 못한다. 아무 맛이 없다. 판지를 씹는 편이 더 나을 것도 같다.

내가 모든 음식에 곁들이는 또 다른 식품은 고추다. 그중에서도 고추가 들어간 스페인식 오믈렛은 최고다. 예민한 내 혀는 풋고추든 홍고추든 그 맛과 색을 구별할 수 있었다. 첫 아이인 세라를 임신했을 때 고추를 올린 토스트가 너무 먹고 싶었다. 그래서인지 세라는 태어날 때부터 매운 음식을 아주 싫어했고 어른이 되어서야 식성이 바뀌었다.

치매 진단을 받은 후, 이렇게 좋아하는 식품들을 먹지 못하게 되었지만, 단 하나만은 도저히 포기할 수 없었는데 바로 차였다. 이제는 버섯과 고추의 맛이 생각나지 않는다. 기억할 수 없으니 아쉬워할 것도 없다. 그러나 차는 달랐다. 나에게 차는 음료 이상이다. 언제나 따뜻한 포옹 같은 느낌을 주었다. 하지만 이제는 찻잔을 다루기가 어려워졌다. 손잡이가 작아서 잡기 힘들었고 받침 접시에 놓인 잔은 특히 주의해야 했다. 그래서 찻잔을 머그잔으로 바꾸었다. 손을 데지 않으면서도 손은 물론 차까지 따끈하게 유지해줘서 좋다. 양손으로 머그잔을 감싸고 의자에 앉아 차를 마시는 의식을 치르면서 그 맛을 음미하는 시간이 좋았다.

치매 진단을 받고 나면 저녁 시간이 쓸쓸해질 수 있다. 해가 일찍 지고 어두워져서 다니기가 어려운 겨울에는 특히 그렇다. 하지만 차 한 잔을 벗 삼아 들고 있을 때는 한 번도 쓸쓸했던 적이 없었다. 이상하게 들리겠지만 차에 대한 기억이 더 오래 지속되는 것은 기쁠 때나 우울할 때 친구 또는 사랑하는 사람과 함께 마셨던 차에 감정이 깃들어 있기 때문일 것이다. 그러나 무언가가 변화하기 시작했다. 차 맛이 묘하게 달랐다. 매일 다른 맛이 났다는 뜻이다. 어느 날은 스웨덴 순무의 맛이 나기까지 했다. 처음에는 우유가 문제라고 생각해서 우유를 조금 넣어보았고 그다음에는 아예 넣지 않았다. 좋아하는 요크셔 차뿐만 아니라 다른 차들도 마셔봤지만 소용이 없었다. 그것은 가장 잔인한 책략처럼 여겨졌다. 치매는 내게서 그렇게 많은 것을 앗아가놓고 이제는 아주 단순한 즐거움마저 빼앗아갔다. 나는 홀로 뜨거운 레몬차를 들고 앉아 거기에서 우정을 느껴보려 했지만 예전 같지 않았다.

다른 많은 부분에서는 치매에 대처할 수 있었다. 우선 주방 찬장이 과거처럼 찬장의 역할을 하지 못한다는 사실을 받아들였다. 찬장 안을 차지하던 캔과 유리병, 요리 재료, 겹쳐 쌓아올린 팬들은 더 이상 없다. 온갖 음식을 만들기 위해 가지고 있던 주방 소품들은 오래전에 처분했다. 그러나 그 어느 것도 차를 대체하지는 못했다. 이제는 차에서 기쁨을 얻지 못하더라도, 그냥 아주 연한 요크셔 차를 마신다. 그저 그 관계를 유지하기 위해서다.

물론 이 복잡한 뇌 질환은 먹고 마시는 인지 기능뿐만 아니라 감각 경험과 운동 기능에도 영향을 미친다. 나는 치매 진단을 받은 친구들에게 그 이후로 식사가 어떻게 바뀌었는지 물어보았다. 친구들의 대답을 일부 인용하자면 다음과 같다.

"예전에는 남편이 요리를 못해서 내가 했지만, 이제 우리는 데우기만 하면 되는 간편식을 주로 먹어. 식사량은 예전보다 줄었어. 나는 나이프와 포크를 찾지 못하겠어. 남편 말로는 사십 년째 같은 서랍에 있다고 하는데, 난 어디에 있는지 모르겠어."

"난 달걀을 좋아했지만 이제는 안 먹어. 달걀 프라이나 삶은 달걀을 참을 수 없거든. 이젠 모든 달걀을 참을 수 없고, 고기도 더는 못 먹겠어."

"전에는 내가 요리를 다 했지만, 이제는 남편에게 맡겨. 하지만 내가 해야 할 일이라는 생각이 들어서 죄책감을 느껴."

"난 요리를 하지 않아. 아내가 다 하지. 하지만 아내가 주는 음식은 무엇이든 먹어."

음식의 선택

치매에 걸리면 의사결정 과정이 아주 복잡해질 수 있다. 그래서 나는 종종 같은 음식을 선택한다. 예를 들어 외출할 때면 참치

샌드위치를 사 먹는 식이다. 그렇게 하면 여러 개 중에서 선택해야 할 때 또는 멋있게 포장된 온갖 재료의 샌드위치들이 진열된 판매대를 마주했을 때 느끼는 머릿속의 혼란스러움을 완화할 수 있다.

또한 나는 치매 때문에 식사를 직관적으로 하게 되었다. 새로운 사람을 만날 때 어떤 느낌을 받았는지 직감에 따라 상대를 판단하는 일이 많듯이, 이제는 몸에서 어떤 음식을 요구하느냐에 좀 더 귀를 기울인다. 최근에는 견과류와 토마토를 굉장히 먹고 싶었다. 그리고 원하는 것이 무엇이든 충분히 섭취하면 몸이 다시 진정된다는 사실을 알아챘다. 또 계속 똑같은 음식을 준비하는 것이 더 수월하다 보니 습관적으로 하게 되는데 보통 간편식이 그렇다. 여름에는 샐러드를 많이 준비한다. 만들기 쉽고 불을 사용하지 않아도 되기 때문에 팬을 불 위에 올려놓고서 밖에서 배회하다가 잊는 일이 없다.

그렇게 여름 내내 똑같은 샐러드와 생선을 먹다가 계절이 바뀌고 가을이 깊어가던 어느 날, 나는 극심한 추위를 느꼈다. 온몸이 차가웠고 어떻게 해도 따뜻해지지 않았다. 몸속부터 추위가 느껴져서 뼛속까지 파고들었다. 그날 저녁 나는 샐러드를 삼킬 수 없다는 것을 깨달았다. 그릇에 담긴 시들시들한 양상추와 토마토, 오이가 나를 쳐다보는 것 같아서 포크를 그릇 옆에 내려놓았다. 몸에서 더 이상 샐러드를 받아들이지 않는 것 같았다. 이튿날 슈퍼마켓에서 맛있어 보이는 간편식이 있는지 둘러보다가 라자냐를 구입했다. 그날 밤 내 몸은 다시 행복해졌고 내 뼈도 따뜻해졌다. 그다음 주에는 냉장고 가득 라자냐를 채워 넣었다.

다른 사람들은 같은 음식에 질릴 수도 있지만 나는 그렇지 않다. 지금 먹는 음식이 전날 저녁에 먹었던 것과 똑같은지를 기억하지 못하기 때문이다. 나한테 음식은 연료에 불과했고 복잡하기만 했다. 배가 고프지 않기 때문에 식사 시간을 알기 위해 아이패드에 알람 설정을 해놓았다. 하루 동안 식사를 했는지 알 수 있는 유일한 방법은 설거지한 그릇이 식기 건조대에 있는지 보는 것이었다.

혼자 살면 먹을 음식을 보다 자율적으로 선택할 수 있다. 식사량이 적다고 또는 매일 같은 음식만 먹는다고 지적할 사람이 없다. 단 집이나 요양원에서 도우미들의 도움을 받는 환자들의 경우에는 이것이 간단치 않을 수 있다. 내 경험은 일반적인 것이다. 실제로 치매 환자의 50퍼센트가 먹고 마시거나 삼키는 데 어려움을 겪는 것(삼킴곤란)으로 추정된다. 이 증상은 치매가 진행되면서 더 일반적으로 나타나지만 진단을 받은 후 언제라도 나타날 수 있다. 그러나 자주 언급되지는 않는다.

요양원 식사

연구원인 린제이 콜린스는 치매를 진단받고 나서 환자의 먹고 마시는 방식이 어떻게 바뀌는지 알고 있다. 콜린스는 박사 학위의 연구 주제를 그러한 변화가 요양원에서 나타나는 과정의 이해로 정했다. 2020년에 발표된 그 연구 보고서에서 콜린스는 요양원에서 제공하는 음식의 질과 종류, 먹는 음식이나 식사 시간을 환자가 통제할 수 있는지에 관하여 다루면서, 정체성의 상실, 먹고 마시는 것이 여전히 교제의 중요한 부분일 수 있다는 점 등 요양원에서 먹고 마시는 행위의 많은 다양한 면들을 고찰했다. 나는 그 보고서의 결론을 읽은 뒤, 특히 제공되는 음식의 선택 부분에서 기분이 우울해졌다. 요양원 입소자는 흔히 음식에 대한 호불호가 있는 사람이 아닌 '먹여야 하는 사람'으로 간주되는 것 같았다. 하지만 사실 치매 진단을 받은 이후에도 음식에 대한 선호는 그대로 남아 있다.

이 보고서에는 "요양원에서 생활하는 사람들이 먹고 마시는 경험은 이전에 자기 집에서 생활했을 때와 아주 달랐다"고 서술되어 있다.

> 식사와 간식을 먹는 물리적 환경과 사회적 환경이 변화함에 따라 음식의 양과 질도 바뀌었다. 이로 인해 과거보다 더 부정적인 경험을 하게 되었고, 개인의 필요와 선호에 초점을 맞추지 못하게 되었다. 삼킴곤란 증세가 있는 치매 환자의 경우, 정체성 상실과 개인적인 선호도에 대한 인지 부족이 훨씬 분명하게 나타났다. 이런 사람들은 그저 먹여야 하는 사람, 선택을 할 수 없는 사람, 맛없고 천편일률적이라고 여겨지는 음식과 음료를 받는 사람이 되었다.

음식에 대한 호불호는 개인의 성격과 밀접한 관계가 있기 때문에 누군가에게서 좋아하는 음식을 빼앗으면 그의 성격이 어느 정도 드러나기 마련이다. 간병인이 개개인의 주문을 받아주는 것이 불가능하다는 점은 나도 안다. 또 나처럼 몇 달 동안 날마다 똑같은 음식을 먹는 사람을 보면 눈살을 찌푸릴 거라는 점도 안다(나는 음식을 다양하게 섭취하지 않는 사람으로 여겨질 것이다). 그렇지만 대안은 무엇이겠는가? 나라면 요양원에서 내가 좋아하지 않거나 맛이 없는 음식이 나온다면 식사를 거부할 것이다. 그러면 나는 아마 그냥 까다로운 환자로 낙인찍힐 것이다. 그 음식을 먹지 못하는 진짜 이유(맛 때문일까? 음식이 담긴 접시가 문제인가? 아니면 음식을 자르는 데 필요한 운동 능력에 문제가 있어 포크와 나이프를 사용하기가 너무 어려운가?)를 알리지도 못하고 말이다.

게다가 치매의 여러 가지 형태는 사람들에게 다양한 방식으로 영향을 준다. 삼키는 데 문제가 있는 환자는 식사 스트레스가 너무 커서 차라리 먹지 않으려고 할 수 있다. 또한 이런 사람들은 실제로 언어 치료사가 도움을 주거나 영양사가 삼키기 수월한 음식을 알려줄 수 있는 상황에서는 음식을 거부했다고 까다로운 사람으로 보일 수도 있다.

린제이 콜린스의 연구에서 눈에 띄는 한 가지는 식사 시간이 요양원 입소자들에게 교제에 아주 중요한 시간이었으며, 이것이 정신 건강에 중요한 영향을 미쳤다는 사실이었다. 보고서는 다음과 같은 결론을 내렸다. "이런 긍정적인 경험과 관계는 입소자들에게 좋아하는 음식과 음료를 제공하고, 그들을 의미 있는 방식으로 끌어들이고, 있는 그대로의 개인으로 보고, 먹고 마시는 일상의 단순한 행위를 통해 달성될 수 있는 이점을 인식함으로써 이루어졌다."

나는 이 사실을 잘 알고 있다. 사람들은 어떤 식당의 음식이 마음에 들지 않으면 그곳에 즐겨 가지 않을 것이다. 치매 환자라고 다를 이유가 있을까?

　요양원이 도움을 줄 수 있는 일이 있다. 요양원 직원들은 치매 환자에게 색상과 대조가 중요하다는 점을 기억할 것이다. 컵과 컵 받침을 머그잔으로 바꾸고, 음식이 접시에서 떨어지지 않도록 접시는 테두리가 있는 그릇으로 바꾸자. 그리고 환자가 두세 가지 음식 중에서 선택하게 해주자. 뜨거운 음식을 제공하지 말거나 빨리 식도록 작게 잘라주자. 식사에 방해가 되는 소음과 식기가 부딪치는 소리는 최소한으로 줄이도록 하자.

　치매 환자들이 다시 즐겁게 식사할 수 있도록 할 수 있는 일들이 있다. 치매 환자에게는 때로 음식이 담긴 접시 전체가 탐색해야 하는 어마어마한 임무처럼 느껴질 수 있다. 나는 딸들이 어렸을 때 과일이나 채소를 잘게 썰어서 작은 그릇이나 일 인분 접시에 담아주었다. 이 방법이 지금 나에게 효과가 좋다. 평소에 저녁 식사 후 일 인분 접시에 견과류를 조금 담아두는데, 나한테 딱 맞는 양이다. 아무 생각 없이 너무 많이 먹으면 안 되기 때문에, 이 접시에 담아두면 서두를 필요 없이 하나씩 집어먹을 수 있다.

　치매에 걸리기 전에 요리를 즐겼다면 약간의 도움을 받아 계속 요리할 수 있다. 집에서 마지막으로 베이킹을 하던 무렵, 나는 어떤 재료를 이미 넣었는지 기억하기 힘들어졌으며 더 이상 레시피대로 할 수 없다는 사실을 깨달았다. 하지만 한 친구는 어떻게든 요리를 하고 있다. 도우미가 옆에서 친구가 넣는 재료나 요리 시간을 체크해주는 덕분이다.

　치매 환자들이 계속해서 주방에서 할 수 있는 일이 있다. 예를 들어 팬을 젓는 일을 맡으면 주방 일의 일부를 맡고 있다고 느낄 수 있다. 내가 아는 사람들은 일을 거들지 못해 큰 죄책감을 느낀다고 종종 말하지만, 우리도 여전히 쓸모 있는 사람이 될 수 있다. 조금만 더 생각해서 그 방법을 알아내기만 하면 된다.

치매 환자들의 상이한 식욕을 다루는 데는 호주의 하몬드케어에서 만든 세 권의 요리책이 도움이 되며, 삼키는 데 어려움이 있다면 언어 치료사의 도움을 받을 수 있다. 또한 일부 약물의 영향으로 식욕이 커지거나 줄어들 수 있다는 점을 기억해야 한다. 이런 약물은 입안을 마르게 하여 식사의 즐거움을 떨어뜨리기까지 한다. 따라서 특정 약물의 부작용에 대하여 의사에게 자세히 물어보도록 하자.

치매 환자를 돌보는 사람들이 알아야 할 가장 중요한 점이 있다. 환자가 그를 위해 준비한 음식을 먹지 않겠다고 해도 개인적으로 받아들이지 말고, 환자가 매일 똑같은 음식을 먹는 것을 좋아한다고 해도 이를 기반으로 그를 판단하지 말라는 것이다. 치매 환자가 앞에 놓인 음식에 손도 대지 않는 것은 그가 마주하고 있는 많은 문제들 중 하나일 수도 있다. 그러니 섣불리 그를 까다로운 사람으로 판단하지 말고 문제 해결을 위해 노력해보길 바란다.

달걀 삶기

나는 다시 요리할 생각을 거의 포기했다. 이렇게 되기까지 음식을 망치고 팬을 태워 먹는 등 주방에서 여러 번의 대참사가 있었다. 결국 레인지를 완전히 끄는 것이 더 쉬웠다. 그러나 매일 동네를 돌아다니다 보니 내 시선을 끄는 것이 있었다. 나는 매일 똑같은 집을 지나가는데, 가끔 멈춰 서서 그 집 옆의 들판에 있는 털이 복슬복슬한 양 두 마리의 사진을 찍기도 한다. 사진을 찍을 때면 암탉의 꼬꼬댁 소리가 작게 들리곤 한다. 전에는 한 번도 알아채지 못했는데 그 집의 경계 바로 옆에는 작은 무인 판매함과 막 낳은 달걀들이 있었다.

달걀 삶는 법을 기억할 수 있을까? 나는 완벽한 모양의 달걀 하나를 집어 손바닥 안에서 돌렸다. 집으로 돌아와 다시 레인지 앞에 섰는데 기억 하나가 떠올랐다. 요리판 위에서 보글보글 물이 끓는 냄비, 주방에 가득한 수증기, 공기에 뒤섞인 여러 가지 가정 요리의 냄새. 그러나 이제 주방에서는 조용하고 고요한 느낌이 들었다.

아이패드는 위층에 있었고 그것을 참고하려고 해봐야 아무 소용이 없었다. 아이패드를 가지러 위층에 도착할 때면 그 질문은 내 머릿속에서 사라졌을 테니 말이다. 그래서 레인지부터 시작하기로 했다. 이것이 지금도 작동할까? 각 화구에 해당하는 손잡이를 돌렸다. 깜박임도, 주황색의 불꽃도 없었다. 마지막 손잡이를 돌렸다. 불꽃이 깜박였다. 어떻게 특별히 하나의 화구만 점화될 수 있었는지 그 이유는 모르겠다. 근육의 기억이 남아 있었을까? 예전에 많이 쓰던 것이었을까? 누가 알겠는가?

물을 끓이기 위해 주전자를 사용했다. 일단 주전자로 끓이고 냄비에 물을 채우는 편이 더 쉽겠다고 판단했기 때문이다. 그러지 않으면 차가운 물이 끓기를 기다리며 서 있다가 정신이 산만해져서 돌아다니게 될 수도 있다. 그렇게 주전자에 물을 끓여서 냄비에 붓고 그 안에 작은 달걀을 살짝 넣었다. 제때 달걀을 꺼내려면 알람이 한두 번 필요하리란 것은 이미 알고 있었다. 주방을 떠나는 순간 물이 끓는 냄비와 달걀은 내 머릿속에서 사라질 테니 말이다. 그런데 달걀을 얼마나 삶아야 하지? 위층 내 침대에 있는 아이패드가 다시 생각났다. 추정으로 8분을 설정했다. 알람을 냄비 옆에 놓았는데, 그 작은 소리가 참기 힘들 정도로 큰 소음으로 들렸다. 어쨌든 알람이 울리자 레인지로 달려갔다. 빵 두 조각에 버터를 바르고 달걀이 삶아지길 기다리다가 어슬렁대며 일광욕실로 갔다. 손에는 카메라를 들고 휴대전화기에는 또 다른 알람이 설정되어 있었다. 그리고 기다리는 동안 정원에 찾아온 동물 친구들의 사진을 찍었다.

무릎에서 알람이 울렸을 때 깜짝 놀란 나는 이게 무슨 알람인지 의아했다. 몇 초 후 주방에서 시끄럽게 울리는 알람 소리가 들렸다. 당연히 삶은 달걀에 대한 알람이었다.

재빨리 다음 할 일을 생각했다. 차가운 물로 냄비를 식혀야 한다는 것을 깨달았다. 그래서 냄비에 수돗물을 받았고 일 초만 기다렸다가 달걀을 건져냈다. 껍질을 벗기면서 손가락 끝을 데었지만 잠시 후 달걀을 반으로 자르자 그 안에 숨겨진 보석 같은 노른자가 보였다. 달걀을 얇게 썰어 버터를 바른 빵에 얹으니 예술작품처럼 보였다. 나는 뿌듯해하며 그것을 먹었다. 이렇게 정해진 일상이 어떤 날에는 완전히 잘못될 수 있다는 것을 안다. 예를 들어 아이패드의 띠링 소리에 정신이 산만해진다거나 해서 말이다. 그렇지만 지금은 치매가 내게서 이것, 즉 처음으로 만든 '집밥'을 앗아가지 않았다는 기쁨을 충분히 느꼈다. 얼마나 오래 걸렸는지는 잘 기억나지 않는다.

후각

인생의 많은 것들과 마찬가지로 우리는 후각을 당연하게 받아들인다. 물론 후각은 늘 존재하지만 우리 정신은 그중에서도 특별한 순간을 분류하여 기록하고 있다. 그래서 몇 년 후 똑같은 향이 불쑥 찾아와 우리 마음의 봉투를 열고 그 내용을 쏟아낸다. 적어도 나의 후각이 나에게는 의미 있는 것이다. 어릴 때 나는 우리 집 정원에 핀 장미를 보면서 자연이 흙에서 꽃을 피워내는 과정과 꽃잎이 벌어지면서 퍼지는 짙은 향에 매료되었다. 다 자라서 아름답게 활짝 핀 장미는 당시 내 키 정도여서 꽃에 코를 대고 향기를 맡기에 좋았다. 어머니가 장미를 좋아했기 때문에 우리 집 정원에는 온갖 종류의 장미가 가득했다. 내가 좋아하는 품종은 루비처럼 빨간 엔나하크니스 장미와 전체적으로 노란색인데 꽃잎 끝이 태양에 물든 것처럼 분홍색인 피스 장미였다.

내 코에 보전된 그 기억은 아주 강하게 남아서 지금 살고 있는 집으로 이사했을 때 그 기억을 되살려보려고 했다. 그때쯤에는 좋아하던 장미의 이름이 생각나지 않았고, 뒤뚱거리는 내 걸음걸이로는 더 이상 무릎을 구부려 꽃잎에 코를 댈 수 없다는 것을 알았지만, 그래도 현관문을 오가는 길을 따라 진한 붉은 장미 덤불을 심었다. 그러면 오가면서 꽃을 스쳐 지나갈 때마다 장미 향이 나를 반겨줄 테니까 말이다. 여름마다 장미 향이 감돌면 어린 시절의 기억이 떠오른다. 그 향과 관련된 기억으로 말미암아 안전하고 행복한 기분이 들면서 또 다른 때가 생각난다.

나에게 영향을 주는 것이 꽃향기만은 아니다. 가죽 냄새, 상자에 담아 간직하던 딸들의 첫 신발 냄새도 그렇다. 이 보물들은 내가 '추억의 방'이라고 부르는 침실에 보관되어 있다. 이 방은 벽마다 행복한 추억이 담긴 사진이 걸려 있는데, 앉아서 침착해질 필요가 있을 때 가는 곳이다. 이곳에 있으면 나를 아주 행복하게 해주었던 사람들과 장소에 둘러싸인 기분이다. 그 신발이 담긴 상자의 뚜껑을 열기만 하면 나는 다시 그곳, 내 딸들이 다 닳은 빨간 신에 앙증맞은 발을 넣으면서 밖으로 나가 학교에 가던 길에 있게 된다. 나는 싱글맘이었기에 경제적으로 빠듯했지만, 어머니는 나의 두 딸에게 내가 사줄 수 없는 좋은 가죽 구두를 사주셨다.

그 가죽 냄새는 내 기억 속 또 다른 봉투를 연다. 그것은 크림색 재킷이다. 내가 열다섯 살 때 어머니는 그 재킷을 사라고 돈을 주셨다. 20파운드였는데, 1960년대 말에는 큰돈이었다. 그 옷은 최신 유행을 따라 짧고 몸에 붙는 스타일이었다. 내 몸에 꼭 맞고 부드러웠으며 안감이 없었다. 그 향은 그 옷을 그만 입게 되고 나서 한참이 지났어도 내 몸에 남아 있었다. 지금까지도 거리에서 지나치는 누군가에게서 그것과 똑같이 진하고 소박하며 약간 달콤한 향기를 맡으면 나는 다시 십대 소녀가 된다.

행복한 생각을 불러일으키는 것이 어린 시절의 냄새만은 아니다. 집에서 몇 시간 거리에 특별한 장소가 있는데, 케직(잉글랜드 컴

브리아주에 있는 도시-옮긴이)에 있는 더웬트워터(잉글랜드 북서부에 있는 레이크 디스트릭트 국립공원에 속한 호수-옮긴이)라는 곳으로 그 인근에 나만의 낙원이 있다. 호숫가를 시계 방향으로 돌다 보면 백주년 기념비를 지나서 바로 소나무 숲을 만나게 된다. 숲에 발을 디디는 순간 강렬하면서도 달콤하고 약간 새콤한 향이 나를 감싼다. 그 순간에는 가만히 서서 신선한 향기를 들이마시는 것으로 충분하다. 그 정적을 깨뜨리는 것은 내 발 아래서 바스락대는 솔잎 소리뿐이다. 그와 동일한 평화로움을 느끼기 위해 꼭 레이크 디스트릭트에 있을 필요는 없다. 어디에 있든 소나무 향을 맡으면 금세 똑같이 행복한 장소로 가게 된다.

사람의 후각 시스템은 누구에게나 기억과 감정이 보관된 보물창고다. 후각은 감각들 중에서 유일하게 통상적으로 감각 신호 중계기관인 시상을 통과하지 않는 감각이다. 그 대신에 중요한 기억 공간인 해마와 감정과 큰 관계가 있는 편도체로 직접 신호를 보낸다. 이런 이유 때문에 경증 치매 환자들에게 후각을 자극 촉진제로 사용하여 기억을 소환하는 것이 얼마나 효과적인지에 관한 연구들이 진행되어 왔다. 2018년에 일본에서 이루어진 한 연구에서 노인의 기억을 회복시키는 회상 신호를 주는 데 대화보다는 후각 자극이 더 효과적일 수 있으며, 이것이 정신 건강을 보다 전반적으로 향상시킬 수 있다는 점이 밝혀졌다. 보고서의 내용을 인용하면 다음과 같다. "노인들에게 기억을 떠올리도록 연습시키는 개입의 시간에는 대화보다 후각 자극을 이용하는 편이 과거의 기억과 감정을 상기시키기 쉽다. 그런 개입은 감정을 안정시켜서 결과적으로 개입하는 동안 단기적으로 우울증이 감소하는 경향이 높아진다." 내가 장미 꽃길을 그렇게 좋아하는 것은 당연하다.

2019년에 프랑스에서도 기억력 향상을 위해 냄새를 이용하면 알츠하이머 환자가 어린 시절이나 성인기와 관련된 기억은 물론 최근의 기억도 보다 많이, 구체적으로 생각해낼 수 있다는 연구 결과가 발표되었다.

연구자들은 다음과 같이 결론을 내렸다. "알츠하이머병에서 자전적 기억의 감퇴는 환자의 정체성과 자아감에 미치는 부정적인 영향과 관련이 있었다. 우리 연구는 알츠하이머병에서 냄새 노출로 자전적 기억의 감소가 다소 완화될 수 있다는 점을 보여준다. 따라서 자전적 기억 회복 개선을 목표로 하는 임상 재활 프로그램에서 후각 자극을 이용해야 한다는 것이 우리의 견해다."

이렇듯 후각은 자전적 기억 감퇴를 완화하는 유용한 자원이 될 수 있다. 2020년에 프랑스에서는 후각이 '우리 자신'의 어느 부분을 재발견하는 데 유용할 수 있는지를 알아내는 연구가 착수되었다. 이 연구에서 치매 환자에게 기분 좋은 다양한 냄새를 이용하여 본인에 대한 사항을 자세히 상기해보라고 요청했더니 직업이나 신체의 특징보다는 심리적 진술에 더 많이 집중된 경향을 보였다. 예를 들어 자신이 세심하다, 행복하다, 친절하다, 운이 좋다 등등으로 대답한 것이다.

"이전의 연구들은 냄새 노출이 알츠하이머병에서 자전적 기억의 회복에 유익한 효과가 있음을 입증한 반면, 이 연구는 냄새가 알츠하이머병 환자의 자아 개념에 대한 접근을 높이는 효과적인 신호일 수 있음을 처음으로 입증했다"고 연구자들은 결론지었다.

또한 자아 상실은 치매 환자의 건강 악화와 관계가 있으므로 자신의 기억과 인생 이야기를 계속 간직할 방법을 찾으면 치매를 이해하고 환자의 건강을 유지하는 데 도움이 될 수 있다. 또한 후각 상실을 알츠하이머병의 조기 진단 지표로 삼을 수 있는지에 대한 연구도 이루어졌는데, 이에 대한 평가는 아직 이르다. 다만 한 연구에 따르면, 유전적으로 알츠하이머병에 걸릴 위험이 있는 환자들 중에서 후각을 상실한 사람의 발병 위험이 다섯 배 높았다.

후각 환각

안타깝지만 후각으로 항상 즐거운 추억만 떠올리는 것은 아니다. 많은 치매 환자에게서 후각 환각이 보고되는데, 그 냄새가 항상 좋은 냄새인 것만은 아니다.

나도 몇 번 경험했다. 한번은 텔레비전을 보던 중에 갑자기 화재 특유의 냄새가 났다. 불이 난 곳을 찾아 다급하게 집안 이곳저곳을 살펴보고 밖에도 나가보았지만 찾지 못했다. 시간이 지나면서 이 냄새가 진짜일 가능성이 없다는 것을 알게 되었다. 그러나 이런 일이 발생하면, 장미꽃에 코를 댔을 때처럼 진짜처럼 느껴진다. 연구에 따르면 후각 환각이 지속되는 시간은 청각 환각이나 시각 환각과 비슷하다고 한다. 그러니까 몇 초에서 일 분 정도 지속되는 것이다. 친구들에게 간단하게 설문조사를 했는데, 다음과 같은 환각이 아주 흔하게 발생하는 것으로 드러났다.

"가끔 나무 타는 냄새가 나는데, 불쾌하다는 생각은 들지 않아요. 나한테는 꽤 좋은 냄새거든요. 하지만 아는 사람들 중에는 역한 냄새를 경험하는 이들도 있어요."

"한 번도 고양이를 키운 적이 없는데, 몇 달째 고양이가 우리 집에 몰래 들어와 오줌을 싸고 있다는 확신이 들었어요. 냄새를 없애려고 현관 앞 타일도 다시 깔았죠. 지금은 라벤더 오일 같은 에센셜 오일을 태우고 있어요."

"치매에 걸린 남편이 계속 휘발유 냄새가 난다고 해요. 차고에서 휘발유를 옷에 쏟은 건가 해서 남편의 옷을 모두 확인하기도 했어요. 그것이 환각이라는 사실을 알게 되기까지 오래 걸렸습니다."

"모닥불 타는 냄새가 나요. 참 고약해요. 시간과 장소를 가리지 않고 나는데, 정말 싫어요. 코가 얼얼할 정도라니까요."

"타는 냄새, 양배추 썩는 냄새, 더럽고 퀴퀴한 걸레 냄새, 하수구 냄새가 나요. 꽃향기를 맡으면 좋겠어요."

이런 환각이 전형적인 치매 증상이라는 사실을 알지 못한 상태에서 환각을 경험하는 사람들은 당연히 고통스러울 수밖에 없다. 뇌에서 이런 속임수가 일어나는 모든 사례가 그렇듯이 치매 환자를 도와주는 사람들도 이것이 치매의 증상임을 이해해야 한다. 환자가 무슨 냄새가 난다고 말할 때, 그 순간 그에게는 정말 냄새가 존재하는 것이다. 이런 사실들을 안다면, 모두를 위해 치매와 더 좋은 관계를 맺을 수 있다.

친구인 제니퍼 뷰트 박사는 전직 의사인데 2009년에 치매를 진단받았다. 그녀는 은퇴 후 치매에 대한 경험담을 《Dementia from the Inside: A Doctor's Personal Journey of Hope(내면에서 본 치매: 어느 의사의 희망 여행)》라는 책으로 출간했다. 나는 그녀가 경험한 후각 환각에 대하여 이야기를 나누었는데 그녀는 다음과 같이 말했다.

"어떤 사람들은 치매가 뇌 어딘가에서 환각을 일으키는 거라고 생각하지만, 그렇지 않아요. 치매는 환각을 '만들어내는' 것이 아니라 과거에 저장된 기억을 '방출하는' 것에 불과해요. 불행히도 그건 대개 불쾌한 기억이죠."

"나는 지독한 냄새에 대한 환각을 갖고 있어요. 인도의 콜카타와 뉴델리의 빈민가에서 일했는데, 이 끔찍한 냄새에 대한 '기억'은 그때 느낀 강렬한 감정 때문에 내 마음에 새겨져 있어요."

"나는 불타는 것에 대한 후각 환각을 자주 느낍니다. 전에는 집에 소방펌프를 설치한 적도 있어요. 아마 과거에 화재를 겪은 적이 있는데 이런 기억이 다시 떠오르는 것 같아요. 내가 다녔던 기숙학교에서 한 학생이 침대 아래에 둔 토스터를 끄는 것을 잊어버려서 화재가 발생한 적이 있었거든요."

"그러면 무엇이 이런 환각을 방출시킬까요? 내 경우, 과로했거나 약 복용을 잊었거나, 또는 간혹 사람들이나 가야 할 장소 때문에 큰 압박을 받은 것이 원인이었어요."

이런 환각을 이해하고 제니퍼처럼 환각이 일어나는 때의 특정 패턴을 유념하면 빈도를 줄이는 데 도움이 될 실마리를 얻을 수 있다. 특히 불쾌한 경험일수록 그렇다. 그 환각이 시각적인 것이든,

청각 또는 후각적인 것이든 나에게 도움이 된 규칙은 30분 규칙이다. 나는 자신에게 이상하거나 괴롭거나 옳지 않아 보이는 것이 보이면 30분 동안 그 자리를 떠나 다른 일을 해야 한다고 말한다. 다시 돌아왔는데도 그대로 있다면 환각이 아니다. 당연히 그랬던 적은 한 번도 없었다.

내 친구들 중에는 환각을 겪은 후 좋은 냄새를 맡을 수 있도록 좋은 냄새가 나는 것을 가까이 두는 이들이 있다. 그런데 이때의 문제는 옆에 그런 게 있다는 사실을 기억하기 어려울 수 있다는 것이다.

청각

치매는 매일 현실을 왜곡한다. 밖에서 난 쾅 소리 때문에 등골이 오싹하지 않았을까? 하지만 그런 소리는 나지 않았다. 아직 잡히지 않은 미친 총기 소지자가 총을 쏜 소리일까? 이렇게 환청이 일어나면 의자에서 꼼짝도 못하고, 심장은 마구 뛰고, 너무 무서워서 바깥을 내다보지도 못하게 된다. 치매가 내 뇌에서 불러내는 소리가 나한테는 여러분이 읽고 있는 이 책만큼이나 현실적이다. 하지만 용기를 내어 창밖을 내다본다면 산탄총을 들고 거리에서 난동부리는 사람이 없다는 것을 알 수 있다. 똑똑 현관문을 두드리는 소리는? 문을 열면 아무도 없다.

이 모든 것은 병에 걸린 뇌가 부리는 속임수지만, 이것을 경고해주는 사람은 아무도 없다. 치매 초기에 이 병이 내가 살던 사랑하는 도시 요크의 풍경을 어떻게 변화시켰는지 잘 기억한다. 당시에 강변에 있는 아파트에 살았는데, 집이 아주 마음에 들어서 죽을 때까지 거기에서 살기로 마음먹었다. 그런데 갑자기 요크시가 음향 다이얼을 켠 것 같았다. 집 밖으로 발을 내디딜 때마다 시끄러운 소리가 점점 나를 압도해왔다. 이제는 거리의 모퉁이를 돌 때마다 위험한 일이 기다리고 있었다. 귀가 찢어질 듯 시끄러운 구급차의 사이렌 소리 때문에 가던 길을 멈추고 고통을 진정시키기 위해 머리를 부여잡았다. 자동차는 신호가 바뀌기를 기다리며 부릉부릉댔다. 재잘대는 목소리는 샘블즈 거리를 혼란스럽고 무섭게 만들 수 있었다. 내가 사는 이 도시와 내가 하룻밤 사이에 서로 낯설어진 것 같았다. 그러나 어떤 전문가도 이것이 내 머릿속에 생긴 이 병의 증상이라고 알려주지 않았다.

전에는 청력에 어떤 문제도 없었기 때문에, 이런 청력의 변화가 당혹스러웠다. 치매는 기억력에 영향을 미치는 병이므로, 분명 다른 문제가 있으리라 생각했다. 당시에 나는 치매가 주변 세상을 낯설게 만들 수 있는 여러 가지 방식, 즉 천천히 진행되기도 하고 거의 하룻밤 사이에 급속하게 진행되기도 하는 그 방식들에 익숙하지 않았다.

이런 감각의 변화가 있을 수 있다고 전문가가 미리 알려주었다면 아마 외출할 때마다 그렇게 불안하지는 않았을 것이다. 어쩌면 뇌 말고 또 다른 부분이 고장 났나 보다 하고 걱정하지 않았을 것이다. 그러던 중 친구인 아그네스 휴스턴이 치매 진단을 받은 후 소음에 예민해졌다고 말했을 때 불현듯 깨달았다. 아그네스는 나처럼 시각과 청각, 미각, 후각의 변화를 알아챈 치매 환자들에게 자신의 이야기를 했고, 우리에게 이를 경고한 의사가 한 명도 없었다는 사실을 깨달았다. 설상가상으로 소위 전문가라고 하는 많은 이들은 이런 감각의 변화가 치매 증상의 일부라는 사실조차 알지 못했다. 그래서 아그네스는 직접 연구에 착수하여 줄리 크리스티와 함께 치매가 감각에 미치는 영향을 조사한《Talking Sense: Living with Sensory Changes and Dementia(감각을 말하다: 감각 변화와 치매 환자)》라는 책을 저술했다. 치매 환자들에게 이 책을 추천하고 싶다.

나는 다른 친구들에게 어떤 환청을 겪었는지 물어보았다.

"가끔 아내에게 '소리쳤어?'라고 물어보면 아내는 '아뇨'라고 대답해요. 그러면 나는 '음, 누군가가 소리치는 걸 들었는데' 라고 말합니다."
"항상 남편이 말하는 게 들려요. 하지만 남편은 아무 말도 하지 않았다고 해요."
"가끔 가게에 걸어갈 때면 이런 소리가 들려요. '난 걸음이 아주 느리니까, 당신이 앞에서 가.' 그런데 몸을 돌려보면 아무도 없어요. 하지만 맹세컨대 분명히 누군가가 말하는 걸 들었어요."

나중에 밝혀졌는데 내가 겪었던 소리에 대한 민감함을 가리키는 명칭이 있었다. 바로 청각과민증이다. 이 증상은 소리를 인식하는 방식에 영향을 준다. 환자는 다른 사람들에게는 문제가 되지 않는 특정 음조에 민감도가 커지는 현상을 겪을 수 있다. 이 말은 환자가 폭죽 소리처럼 깜짝 놀랄 만한 시끄러운 소음은 물론 전화벨소리 같은 일상의 소음도 불쾌하거나 고통스럽게 느낄 수 있다는 뜻이다. 하지만 나는 이 명칭을 치매 진단을 받고 5년이나 지나고서야 처음으로 들었다. 대기자 명단에 이름을 올린 지 1년 만에 만난 의사는 편견 없는 태도로 내 말을 귀 기울여 듣더니 치매와 청각의 관계에 대해 아는 바가 없다고 인정했다. 어쨌든 그는 그 점을 인정했다. 그는 내 청력을 검사했고, 그 결과 내가 고음은 잘 듣지 못하지만(일반적인 노화 현상일 수 있음), 어느 지점에 도달하면 아주 빠르게 불쾌해진다는 사실을 알아냈다. 낮은 음조에서는 들을 수 있는 범위가 더 크지만, 그래도 다른 사람들과 비교하면 불쾌해지는 음조까지의 범위가 아주 좁았다.

진단을 받았지만 진료 의뢰가 잘못된 곳으로 갔기 때문에 특정 진료부에서 도와줄 수 있는 것은 없었다. 국민의료보험(NHS)의 경우가 종종 그렇듯이 나는 다른 과들을 돌아 또 다른 대기자 명단에 이름을 올렸다. 그러나 그 예약이 내 삶을 바꾸었다. 레베카 듄은 헐앤이스트 요크셔 병원 국민의료보험신탁의 청력학 전문 임상생리학자다. 나는 보자마자 그녀가 마음에 들었다. 그녀는 내 머릿속에서 벌어지고 있는 일에 대해 자세히 설명하고 내 청력 범위의 그래프를 보여주었다. 정상 그래프는 직선이지만 내 것은 들쭉날쭉 변화가 심했다. 그녀는 귀와 뇌 사이에 문이 있다고 말했다. 열리고 닫히는 방식으로 작동하는 그 문은 특히 감각 과부하에 해당하는 시끄러운 소음이 들릴 때 작동한다. 나를 비롯하여 청각과민증이 있는 사람의 경우 이 문이 계속 열려 있다는 것이 문제였다. 그래서 나한테는 시끄러운 소음이 내 머리를 뚫고 달려오는 미친 황소처럼 느껴진 것이다.

"귀마개를 해도 소용없어요. 귀마개로는 그 문을 닫을 수 없으니까요"라고 그녀는 말했다.

내가 쓴 '가정요법', 즉 세상의 소리를 줄이기 위해 사온 귀마개가 효과가 없었던 이유를 갑자기 이해할 수 있었다. 귀마개는 다가오는 차 소리처럼 꼭 들어야 하는 소리까지 줄였기 때문에 실제로 위험에 처할 수 있었다. 레베카는 내가 특히 불쾌해하는 범위의 소음을 차단하는 보청기를 제안했다. 그 덕분에 나의 바깥 생활이 바뀌었다. 드디어 열차 플랫폼에 설 수 있었고 열차가 역에 들어올 때 움찔하지도 않았고 머리를 움켜쥐지도 않았다. 거리에서 쇼핑을 하며 거닐 때 오토바이가 지나가도 사람들 쪽으로 뛰어들지 않았고, 구급차가 사이렌을 울리면서 질주할 때도 움츠러들지 않았다.

레베카는 치매 환자의 청력이 어떤 영향을 받는지 이해하는 비결은 환자를 좀 더 총체적으로 바라보는 것이라고 말했다. 나는 후에 그녀를 다시 찾아가서 치매 환자들을 돕기 위해 할 수 있는 일들에 대해 논의해보았다.

"청각 문제가 있는 치매 환자들을 진찰해보면 그 문제가 생각보다 더 많이 진행되어 있어요"라고 레베카는 설명했다. "청각 문제는 항상 간병인들이 걱정하는 기본 문제인데, 우리는 치매 환자에게 일어난 청각의 변화가 고착되기 전에 더 일찍 파악해야 합니다.

가장 좋은 방법은 치매 검사를 할 때 청력 검사도 같이 하는 거예요. 청각과 주변 환경이 환자에게 더 큰 위협이 되거나 불안을 유발하기 전에 도울 수 있다면, 청각과민증 같은 증상이 완화될 가능성이 크기 때문이죠. 그러나 현재로서는 모든 치매 환자를 검사할 예산이 없어요. 내가 알기로 치매 담당 직원들이 우리가 하는 여러 가지 청각 문제 연구에 합류하고 싶어 합니다. 치매와 청각, 이 두 가지가 어떤 영향을 받는지를 더욱 잘 이해할 필요가 있으니까요."

"나는 신경생리학적으로 문제가 있는 환자를 봅니다. 그래서 진료할 때 환자 본인이 자신의 문제를 개인적 상황과 관련해서 이해해야 한다는 것을 전제로 하죠. 일단 환자가 이 점을 이해하면 개입 수단이 더 많아지고 환자는 하고 싶은 일과 자신의 상황이 개선될 가능성을 고려해서 현명한 결정을 할 수 있어요. 청각과민증은 동물들이 안전하지 않은, 힘든 환경에서 보이는 자연스러운 반응입니다. 과거 또는 현재 상황에서 불안하다고 느끼는 요인이 많을수록 문제가 생길 가능성이 커지죠. 따라서 치매 환자의 청각과민증이 주로 안전하지 못한 환경 때문이라면, 환자가 환경을 안전하게 느끼게 하고 스트레스를 덜 받아 감각 정보의 과부하가 일어나지 않도록 안전망을 배치하면 됩니다. 그러면 환자가 인지하는 위험이 줄어듭니다."

나는 이제 거리에 있어도 스트레스를 받지 않는다. 안전하다고 느끼고 구급차가 내 앞을 지나가기 전까지는 사이렌 소리에 시달리지도 않는다. 하지만 사이렌 소리가 어디에서 울리는지는 인식한다. 우리는 모든 환경을 치매 친화적으로 만들 방법들을 찾아야 하며, 나한테 이것은 내 환경을 더 좋게 만들기 위해 보청기를 프로그래밍해야 한다는 뜻이었다.

레베카는 치매와 그 때문에 발생하는 모든 어려움을 이해하려고 노력했다. 그녀가 아마 단어의 'S'와 'T'가 안 들렸을 것이라고 말했을 때 나는 깜짝 놀랐다. 그 말을 듣고서야 내가 항상 대화의 내용을 이해할 수 없었던 이유를 알게 되었다. 과연 보청기를 제대로 끼자 'S'와 'T'가 다시 들렸다. 그녀의 지적대로 이런 미묘한 차이는 안경사가 내 눈앞에 여러 가지 렌즈를 끼워서 글자를 더 또렷하게 볼 수 있게 하는 것과 같다.

치매의 모든 증상이 그렇듯이, 감각의 변화는 질병 자체가 아니라 환자 개개인의 문제다. 그렇더라도 병원과 다른 요양기관들이 치매 환자에게 더 친화적인 환경을 조성하기 위해서 편의를 제공할 방법은 여전히 있다. 한 예로 청각과민증 환자를 대하는 부서는 병원 중심 구역에서 어느 정도 떨어진 위치에 있는 것이 좋다. 금속이 부딪치는 소리나 쾅 하고 문 닫는 소리가 환자를 혼란스럽게 할 수 있기 때문이다. 그렇다. 우리 환자들은 의사의 말에 귀 기울여야 한다. 그들은 환자가 새로운 환경에 더 잘 대처할 수 있도록 도움이 되는 유용한 정보를 제공하기 때문이다. 하지만 의사들 역시 환자의 말을 귀담아들어야 한다.

시각

치매가 시각에 미치는 영향에 대한 이야기는 흔치 않다. 문제는 우리 눈이 아니라 뇌가 눈에서 수용한 메시지를 해석하는 방식이다. 예를 들어 내가 계단 꼭대기에 있는데, 그 계단이 발을 올리면 움직일 에스컬레이터인지 아니면 놀이터의 미끄럼틀인지 알아보기가 어렵다. 그 계단에 동일한 카펫이나 덮개라도 덮여 있다면, 계단 하나하나를 구분하지 못해 발을 어디에 놓아야 할지 모른다. 가장 좋은 디딤판은 가장자리가 뚜렷하게 표시된 것이다. 특히 많은 옥외 계단처럼 노란색으로 표시하는 것이 좋다. 우리 집 계단에는 카펫이 깔려서 가장자리가 명확하지 않은데, 내가 여기에서 자주 넘어지는 이유가 이 때문인 것 같다. 지금은 넘어질 가능성을 줄이기 위해 계단 양쪽에 오르내릴 때 잡을 수 있는 난간이 있다.

패턴이 있는 카펫은 모든 문양이 살아 움직이는 것처럼 보여서 방향 감각을 완전히 상실하게 된다. 꿈틀대는 동물들로 뒤덮인 것처럼 보이는 카펫 위를 걸어야 할 경우 심하게 당황할 수 있다. 그리고 많은 치매 환자가 걸음이 불안정하여 넘어지지 않으려고 바닥을 보느라 많은 시간을 보내는 경향이 있다.

반들반들한 대리석 바닥은 수영장처럼 보인다. 물 위를 걷는다고 상상해보자. 문 옆의 검은색 매트는 땅에 뚫린 커다란 싱크홀 같다. 치매 환자들 중에는 검은색을 아주 나쁜 색으로 받아들이는 이들이 있다. 이제 검은색 옷을 입은 사람을 보면 머리만 공중에 둥둥 떠 있는 것처럼 보인다. 벽걸이 평면 TV는 벽에 난 커다란 구멍 같다. 케직에 마음에 드는 민박집이 있는데, 주인인 캐더린은 이제 내가 도착하기 전에 미리 내가 묵을 방에 있는 TV에 빨간 베개커버를 씌워놓는다.

치매 환자의 뇌가 구별하기 어려운 것은 색조와 대조다. 이 말은 카펫과 벽의 색이 같으면 걸어다니는 것이 불가능하다는 뜻이다. 치매 환자에게 친화적인 공간인지 아닌지를 판단하는 가장 손쉬운 방법은 흑백 사진을 찍어보는 것이다. 검은색과 흰색, 회색의 음영 대조가 분명하면 괜찮다. 물론 색상은 개인의 선택이지만 중요한 것은 항상 대조다. 예를 들어 노란 바탕에 검은 글씨는 효과가 좋고, 흰색 바탕에 파란색 NHS 마크는 선명하다. 색상 자체에 대한 선호도도 달라졌다. 그래서 예전에는 항상 검은색 옷을 입었지만, 지금은 눈에 잘 띄는 밝은색을 잘 입는다. 이제는 네이비색 코트는 거의 입지 않고 노란색을 입는다.

다음은 친구들이 말하는 시각 변화에 대한 이야기다.

"나는 물건을 찾는 데 어려움이 있어요. 항상 찾는 물건이 어떻게 생겼는지 떠올려보려고 해도 잘 안 됩니다. 전화기를 찾고 있다면 내 전화기가 어떻게 생겼는지 생각이 안 나요. 안경도 마찬가지고요. 특히 안경이 안경집 안에 있으면 더욱 그래요. 찾고 있는 물건의 모양이 머릿속에서 사라져버려요."

"핸드백에서 물건을 찾는 것이 어려워요. 그 안이 어두워서요. 그래서 색깔 있는 물건들이 좋아요. 안경집은 눈에 잘 띄도록 노란색 테이프를 붙이죠. 빨간색 전화기도 좋아요. 검은색 물건은 찾기 어려워요."

치매는 많은 면에서 잔인할 수 있지만, 전혀 예상하지 못한 형태로 자주 선물을 주기도 한다. 어느 화창한 날, 태양을 등에 진 울타리가 정원 잔디밭에 긴 줄무늬 그림자를 드리우고 있었다. 나는 차 한 잔을 들고 이 방 저 방으로 돌아다니며 어디에 앉을까 고민하면서 빈둥대고 있었다. 양쪽으로 여닫는 유리문 너머로 갑자기 무언가가 보였다. 실루엣이 알아볼 수 있는 형상으로 바뀔 때까지 다소 시간이 걸렸지만, 그 순간 잘못 볼 리 없는 형체를 보았다. 잔디밭 한가운데에 서 있는 남자는 아버지였다.

당시는 아버지가 돌아가신 지 20년쯤 되던 때였다. 믿을 수 없지만 세세한 부분까지 보이는 아주 평범한 모습의 아버지를 보고 두려워해야 했을까? 아버지는 낯익은 헐렁한 녹색 카디건을 입고 있었다. 아버지가 정원 헛간에서 느긋하게 일할 때 입던 편하고 캐주얼한 옷이었다. 그리고 아버지의 얼굴은 옷만큼이나 여유로운 미소를 띠고 있었다. 시각적 환각에 대한 나의 요령은 휴대전화기나 아이패드로 보인다고 생각하는 것의 사진을 찍어두는 것이다. 사진에 찍혀 있다면 그것은 현실일 가능성이 크다. 하지만 당시의 나는 마법 같은 그 순간을 깨고 싶지 않았다. 아버지는 그냥 나를 바라보며 서 있었다. 양손은 옆으로 늘어뜨렸는데, 니코틴에 노랗게 물든 손가락이 멀리서도 보였다. 검은색 머리는 늘 그랬듯이 브릴 크림(헤어 스타일링 크림—옮긴이)으로 손질되어 반짝였고, 흰머리가 없는 검은색 앞머리에서 햇빛이 반사되었다. 서로 마주 보며 서서, 어릴 때 아버지 무릎 위에 올라가 흰머리를 찾아서 뽑을 때마다 1페니씩 받았던 기억이 났다. 그 순간을 기억하면서 따뜻했던 아버지의 손길, 브릴 크림의 달콤한 설탕 냄새, 깊고 빨간 브릴 크림 통이 떠올랐다.

얼마나 오래 마주 서 있었는지 모른다. 몇 분이었을 수도, 몇 시간이었을 수도 있다. 치매와 시간의 관계는 재미있다. 내 뇌의 논리적인 부분은 내 눈앞에 있는 것이 현실이 아님을 알고 있었다. 나는 치매가 내 뇌에 속임수를 쓰는 버릇이 있다는 점을 알고 있으므로 보통은 30분 규칙(그 자리를 떠나 30분 후에 돌아왔는데도 계속 보이는지 확인하는 나만의 규칙)을 사용한다. 하지만 이번에는 그냥 멈춰 서서 바라보며 치매가 가져다준 이 선물을 즐기기로 했다. 이런 일은 아주 드물기 때문이다. 당시 나의 감정은 두려움이 아니라 그대로 있으면서 사랑하는 늙은 아버지와 함께 다시 시간을 보내고 싶다는 감정적 끌림이었다.

나는 매일 이렇게 치매와 영원한 추격전을 벌이지만, 내가 지는 날이 너무 많다. 그러나 그날은 치매의 실수라는 것을 알았다. 그래서 겁을 먹는 대신 오래전에 헤어져서 많이 그리웠던 사람의 방문을 받는 축복을 받았다. 아버지는 입고 있는 옷을 마음에 들어하는 것 같았고, 나 역시 화창한 오후에 식은 찻잔을 들고서 만족스러웠다. 찻잔을 내려다보았다가 다시 시선을 올렸을 때는 아버지의 모습이 보이지 않았다.

꿈

꿈을 환각이라고 해야 할까? 뇌가 낮에 함부로 날뛰어 환각을 만들어낼 수 있다면 밤이라고 다를까? 내 경우 치매 진단을 받은 후 확실히 꾸는 꿈이 바뀌었다. 이제 나는 쉽게 잠들 수가 없다. 대부분의 밤에 침대에 누워 눈을 감은 상태에서 내 안구는 눈꺼풀 뒤의 텅 빈 공간을 응시한다. 처음에는 이 밤 시간이 심신을 지치게하는 때라고 생각했지만, 지금은 거기에 순응한다. 그저 침대에 누워서 몸을 편히 쉬게 하고 아침을 기다리면서 깜박깜박 잠이 드는 몇 분에 감사하고 있다.

치매 말기가 되면 환자는 다른 시간대로 퇴행한다고 한다. 마음이 인생의 이야기가 담긴 커다란 책장에서 앞선 시간의 선반을 선택하는 것이다. 나는 더 이상 현재의 꿈을 꾸지 않고 과거의 꿈만 꾼다. 마치 내 꿈이 내 뇌보다 먼저 회귀하여, 나중에 치매 말기가 되었을 때 내가 몰입할 수 있는 현실의 창을 열어놓은 것 같다. 어쩌면 꿈이 나를 그곳으로 돌려보내는 까닭은 그때가 내 인생에서 행복했던 시기이기 때문일 것이다.

꿈에서 내 딸들은 항상 어리다. 대개는 세 살에서 여섯 살 즈음이다. 세라는 국민의료보험의 콜센터에 근무하는 것 같은 어른의 일을 할 때도 종종 있는데, 120센티미터 정도의 작은 키로 커다란 책상 앞에서 큰 사무실 의자에 앉아 있다. 두 발은 바닥에 닿지 못하고 공중에서 달랑거린다. 젬마는 아직 어린아이이고 나는 젊은 엄마다. 또다시 내가 딸들의 손을 잡고 있던 그 순간 우리의 역할이 바뀌었다. 꿈에서는 내가 치매에 걸리는 일이 거의 없고, 이는 분명 위로가 된다. 그러다가 꿈에서 깨면 꿈이었음을 알게 된다.

나는 왜 이것이 앞으로 생길 일의 징조라고 생각하는 걸까? 나의 잠재의식이 아주 자연스럽게 나를 그곳으로 이끌기 때문이다.

어쨌든 나는 남편과 헤어지기 전까지는 행복했다. 당시에 나는 두 딸의 양육 외에는 아무 걱정이 없었다. 당시에 나를 전적으로 믿고 의지하는 아이들에게서 찾았던 삶의 목적이 지금은 결핍되어 있는 것 같다. 우리 마음이 이끌리는 그런 순간들이 우리한테는 다른 사람들의 일상만큼이나 현실로 느껴지지만, 주변 사람들은 이에 실망하거나 오해를 할 수 있다.

요양원에서 반복적으로 테이블을 두드리는 한 여성의 이야기를 예로 들어보려고 한다. 두드리는 행동이 줄지 않고 계속 이어지면서 간병인과 입소자들에게 지나치게 방해가 되자 요양소 직원은 호주에 있는 그 여성의 가족을 불러서 다른 요양원을 찾아보라고 했다. 그런데 그 여성의 가족에게서 치매에 걸리기 전 그녀의 버릇에 대해 듣고서야 비로소 상황을 이해할 수 있었다. 그녀는 전쟁 중에 블레츨리 파크(영국 버킹엄셔주에 있는 저택과 정원으로, 제2차 세계대전 때 독일의 암호를 해독하던 곳이었음-옮긴이)에서 암호해독자로 일했으며, 끊임없이 두드리는 행동은 암호를 보내는 방식이었다. 치매는 그녀의 인생에서 바로 그 시절로 그녀를 보냈던 것이다.

그러나 지금은 점점 더 밤낮의 구분 없이 꿈과 현실을 분리하고 해석하기가 어려워지고 있다. 어느 날은 아침에 깨어났는데, 혼란스러워 심장이 두근거렸다. 나는 즉시 아이패드를 가져와 잊어버리기 전에 무슨 일이 있었는지를 적어 내려갔다. 자동차 우회로 옆의 보행자용 길에서 산책했는데, 방향을 틀었다가 곤경에 처하게 되었다. 우회로로 향하는 제방에서 미끄러져 내려간 것이다. 그 순간 나는 무언가 잘못되었음을 알았다. 내 기억으로는 비탈이 이렇게 급하지 않았다. 하지만 일단 내려가기 시작하자 급한 경사 때문에 끝까지 단숨에 내려갔다. 이리저리 둘러보는데 내 옆을 지나치는 자동차들의 빠른 속도가 아주 생생하게 느껴졌고, 자동차가 너무 가까워서 숨이 멎을 정도였다. 시끄러운 소음도 믿기지 않을 정도로 컸다. 뒤돌아보았지만 도로변으로 다시 올라갈 수 없었기 때문에 계속 걷는 수밖에 없었다. 걷다 보면 출구든 진입로든 로터리든 빠져나갈 길이 나올 것이라고 확신했다(정말 확신했다). 하지만 그때 내 쪽으로 차 한 대가 속도를 줄이며 다가오기 시작했고, 나는 차 지붕 위에서 익숙한 파란색 경광등을 보았다. 경찰이었다.

나는 경찰에게 내가 정신이 혼란스러워져서 평소 다니던 길에서 벗어나게 되었다고 말했다. 경찰은 내가 길을 잘못 들게 된 그 틈이 보이는 곳까지 데려다주고 싶어 했다. 하지만 그러려면 많이 돌아가야 한다는 것을 알았기 때문에 시간을 허비시키는 것 같아서 미안한 마음도 들었고 나 자신이 너무 바보같이 느껴졌다. 그들은 출구까지 가려면 오래 걸어야 한다고 친절하게 설명하면서 나를 설득했다. 문득 그들이 입고 있는 제복이 눈에 들어왔고 진짜 경찰인지 의문이 들었지만 그때 나로서는 그들과 함께 가는 것 외에 다른 선택을 할 수 없었다.

우리는 멀리 돌아가는 우회로로 갔다. 그들은 계속 나에게 이야기를 시켰고, 나는 치매 환자라고 밝히기가 내키지 않았다. 결국 우리는 나의 비행 현장으로 돌아왔다. 그들은 내가 통과했던 울타리의 손상 부분을 찾아냈고, 나는 몇 미터 벗어나 있는 보행로를 확인시켜주었다. 그때 갑자기 한 남자가 나타나 내 이름을 부르며 인사를 했다. 언뜻 보기에 그는 같은 마을 사람이었고 나를 잘 아는 것 같았다. 그는 경찰 한 명을 옆으로 데려가서 이야기했는데 그의 말이 아주 잘 들렸다. "치매 환자예요. 가끔씩 정신이 혼란스러워져요." 나는 죄인이 되어 꼼짝 못하고 서 있었다.

그는 잠시 후 손을 흔들며 인사를 하고 갔고, 경찰은 나에게 집에 데려다주는 것이 좋겠다고 말했다. 나는 걸어갈 수 있다고 말했지만, 그들은 이렇게 말했다. "오늘은 우리가 집에 모셔다드리는 게 좋을 것 같아요. 산책할 시간은 내일도 항상 있어요."

그때 나는 공포를 느꼈다. 혼자 산다는 사실을 알리고 싶지 않았다. 그들이 무엇을 할지 의심스러웠다. 나에 대해 당국에 보고할까? 사회복지 부서에 경종을 울릴까? 경찰차 뒷좌석에 앉은 나는 입이 바짝바짝 마르고 머리가 빙빙 돌았다. 신호등을 지나 마을로 가면서 그들은 내 주소를 물었다. 나는 미리 생각해뒀던 대로 딸인 젬마의 주소를 말하면서 그저 젬마와 사위인 스튜어트가 집에 있기만을 바랐다. 경찰차가 젬마의 집 앞에 서자, 스튜어트가 걱정스러운 얼굴을 하고 나왔고 이어 젬마도 나왔다. "돌아다니다가 곤경에 빠졌는데 경찰이 집으로 데려다주었어." 딸과 사위가 무슨 말을 하기 전에 내가 먼저 말했다.

고맙게도 경찰은 아무런 질문도 하지 않았고 나를 그곳에 내려주고 갈 길을 갔다. 그들이 나에 대해서는 모두 잊고 범죄와 싸우기만을 바랄 뿐이었다.

그 순간 나는 눈을 떴고 그 모든 일이 정말 일어난 일인지 꿈인지 알 수가 없었다. 주위를 둘러보니 내 침실, 내 침대에 있었다. 그러나 그 이미지와 감정이 진짜처럼 너무 생생해서 여전히 심장은 두근댔고 머리는 혼란스러웠다. 나는 그 일이 어제 일어난 것인지 파악하려고 노력하면서 침대에 누워 있었다. 젬마에게 문자 메시지를 보내고 싶었지만, 그 모두가 나의 잠재의식 안에서 만들어진 허구일지도 모르는데 딸아이를 걱정시키고 싶지 않았다.

현실이었나 아니면 꿈이었나? 아직도 잘 모르겠다.

촉감

아기는 돌봐주는 사람이 어루만져주고 안심시켜주길 갈망한다. 엄마는 아기의 피부와 닿았을 때의 느낌을 간절히 바란다. 딸들에게 우유를 먹이던 시간이 지금도 기억난다. 내 손을 잡으려고 뻗던 아기들의 손, 그 고사리 같은 손가락이 내 손가락을 살며시 감쌌다. 인간이든 동물이든 갓 태어난 아기와 엄마 사이에서는 즉각적인 의사소통인 접촉이 아주 중요하다. 어쩌면 우리는 치매에 걸리면 안전하다고 느끼는 것이 더 중요해져서 직관적인 접촉, 즉 동물적 본능으로 회귀하는지도 모른다.

딸들은 자라면서 자신감도 커졌다. 등하굣길에 내 손을 꼭 잡던 아이들이 이제는 독립을 원했다. 그러나 낮에 너무 힘들었거나 축하할 일이 있으면 여전히 잠자기 전에 포옹을 했다. 사실 아무리 나이를 많이 먹어도 누구든 사람과의 접촉이 중요하다는 사실을 안다. 딸들과의 접촉을 제외하고, 나는 접촉을 썩 좋아하지는 않았다. 그러나 치매가 나를 바꾸었다. 불현듯 만나는 사람마다 모두, 아니 적어도 내가 좋아했던 사람이라고 본능적으로 알 수 있는 사람들을 안고 싶어 하는 자신을 발견했다. 나는 사람을 판단할 때 친절한지 불친절한지를 본다. 그리고 친절한 사람들에게는 감사의 표시로 그들과 포옹하고 싶어 했다. 사람들의 친절함은 생각보다 훨씬 많은 것을 의미한다. 갑자기 내가 딸들에게 더 많이, 더 오래 매달린다는 것을 깨달았다. 억제력을 잃은 탓일까? 예전에 감히 인정하지 못했던 새로운 결핍일까? 아니 어쩌면 포옹은 내면에 저장해둔 감정의 표현인지도 모른다. 어쩌면 접촉은 단어가 복잡하거나 적당한 단어가 생각나지 않는 순간에 상대방에게 내가 신경쓰고 있다는 것을 전달하는 직통 수단이 될 수 있을지도 모른다.

접촉에 의존하는 새로운 습관이 생긴 데는 혼자 생활한다는 것이 일부 작용했을 수도 있다. 내 경우, 필요할 때 위로해주며 안아줄 사람이 없다. 가끔 딸들을 붙잡고 가지 말라고 하고 싶은 것이 이상한 일인가? 나는 치매를 앓으면서 많은 부분에서 역할이 바뀌는 데 익숙해졌다. 이제는 딸들이 내가 어디에 있는지, 언제 귀가할 것인지 등을 알고 싶어 한다. 이제는 내가 혼자 있지 않다는 것을 알기 위해, 안전과 안심을 얻기 위해 딸들의 접촉을 필요로 한다.

모든 사람에게 접촉은 스스로 인정하는 것보다 더 중요하다. 어쩌면 사람들은 다른 사람의 손길이 필요하다는 사실을 인정하면 자신의 약점이 된다고 생각할지도 모른다. 아마 치매에 걸리기 전의 나는 남자들에게 실망했기 때문에 나의 저장 기억이 다시는 접촉을 원하지 않았던 것 같다. 나는 포옹이 피하고 싶은 더 깊은 관계를 위한 것이라고 여겼다. 다시 상처를 받는 것이 두려워서 사람들과 거리를 두었다. 하지만 치매에 걸리면서 그 두려움이 사라졌다. 이제 맞서야 하는 이 새로운 도전에 비하니 그런 것은 갑자기 하찮아졌다.

치매 환자는 사람과 접촉하지 못하게 되면 스스로 인정하고 싶지 않더라도 접촉을 몹시 그리워하게 된다. 2011년에 호주에서 이루어진 한 연구에서는 장기적으로 치매 환자에게 매일 10분 발 마사지를 하면 행동의 변화가 일어난다는 것이 밝혀졌다. 연구에 따르면, 브리즈번의 한 요양원 입소자들에게 공격성, 배회, 반복된 질문을 포함한 '초조 행동'이 있었다고 한다(나는 '초조 행동'이라는 표현을 싫어한다. 그 행동 '문제'가 치매 환자 본인보다는 간병인의 이해 부족에서 비롯되었을 가능성이 더 크다고 생각하기 때문이다. 물론 이는 내 우려일 뿐이다).

연구자들은 훈련을 받은 전문가의 10분 발 마사지로 이런 '초조 행동'이 크게 줄었고, 그 효과가 마사지를 중단하고 2주 동안이나 지속되었다는 것을 알아냈다. 이 방법은 마사지가 '언어 능력이 감퇴했을 때도 의미 있는 의사소통 감각을 촉진'시킨다는 사실에 기반한 것이다. '초조 행동'은 대개 약물로 치료하는데 부작용이 있을 수 있으며, 아주 심할 경우에는 신체를 구속하기도 하는 반면 마사지에는 장점만 있다. 마사지를 하는 사람이 환자와 눈을 마주치고 짧은 대화를 하면서 피부에 가해지는 감각에 집중하기 때문이다.

이 연구의 결과는 혼자 생활하는 치매 환자에게 도움을 주는 간병인에게 유용하다. 첫딸인 세라는 간호사인데 병원에서 환자의 긴장을 풀어주기 위해 손 마사지를 해준다. 이것은 치매 환자를 돌보는 누구라도 할 수 있는 작은 일이다. 간병인이 돌보는 환자와 단절감을 느끼는 것은 드문 일이 아닌데, 이는 둘 사이의 유대감을 보여줄 방법을 모르기 때문이다. 손 마사지는 이를 보여주는 한 방법이다. 말보다 더 의미 있는 것이 있다고들 한다. 그것은 누군가가 시간을 들여 상대의 긴장을 풀어주고 상대가 그만큼 가치가 있다는 것을 보여주는 것이다. 실제로 이는 천 마디의 말만큼이나 효과가 크다.

내 정신이 혼미할 때 누군가가 내 손을 잡아주는 느낌이 들면, 내가 혼란스럽거나 방향 감각이 없거나 새로운 장소 또는 낯선 사람들 사이에서 길을 잃거나 어떻게 할 수 없을 때 누군가가 나를 이끌어준다면, 큰 위안이 될 수 있다. 우리는 신체적으로 불안정할 때, 우리를 이끌어주거나 의지할 손을 필요로 한다. 그 손은 누군가가 옆에 있으며, 천천히 해도 된다고, 괜찮다고 알려줌으로써 우리를 위로해줄 수도 있다. 안개가 낀 듯하고 정신이 또렷하지 않을 때, 우리를 잡아주는 손은 우리의 주의를 끌고, 우리를 상냥하게 현재로 이끌어주며, 격정을 진정시키는 방법이다. 그 접촉은 "내가 여기 있어"라는 뜻이다. 여러 말이 필요 없다.

둘째 딸 젬마는 2020년부터 내 머리카락을 잘라주기 시작했다. 어떤 모양이어도 괜찮다고 말해주었는데도 처음에는 실수할까봐 머뭇거렸다. 그러나 그것은 그냥 커트하는 게 아니었다. 우리가 함께 보내는 시간이었다. 그때의 친근함, 수다, 상냥한 손길에 우리는 기분이 좋아졌다.

처음 커트를 하고 3주 후, 머리를 다듬으러 다시 젬마에게 갔다. 이번에는 젬마도 자신감이 훨씬 커져서 우리 둘의 웃음소리도 커졌다. 그러다 커팅기인 클리퍼의 윙윙 소리가 이상하게 들렸을 때야 젬마의 집중력이 떨어졌음을 깨달았다. 올려다보니 기겁하는 젬마의 얼굴이 보였다. "7번이 아니라 2번 클리퍼를 끼웠나 보구나." 내 말에 젬마가 대답했다. "그랬을 수도요."

우리는 배꼽을 잡고 웃었다. 어쨌든 머리카락은 다시 자라니까 괜찮았다.

2장

새로 도전하게 될
'관계'

사람들이 치매 진단을 받은 후

관계를 잘 유지시키는 가장 좋은 방법을 물어오면,

나는 대화를 계속하는 것뿐이라고 말해준다.

어린 시절의 젬마와 세라가 다리를 꼬고 바닥에 앉아 신발 끈 묶는 법을 익히려고 애쓰던 모습은 지금도 머릿속에서 그릴 수 있다. 첫 시도는 아마 대여섯 살 즈음에 했던 것 같다. 그 작은 손가락으로 불가능해 보이는 일을 해내려고 애쓰며 스스로 묶어보려고 했다. 그때까지 나는 아이들이 신고 벗기 편하도록 버클이 있는 신발을 사주었다. 두 개의 클립을 빠르게 채우고 우리는 공원, 놀이터, 상점 등 바깥으로 나갔다. 모험은 쉴 새 없이 이어졌다. 하지만 끈으로 묶는 신발이 필요한 시기가 왔고 아이들은 친구들이 신은 것과 같은 신발을 원했다. 그 친구들은 금속으로 된 구멍에 끈을 꿰는 기술을 이미 터득했다. 딸아이들한테는 그 기술이 어른스럽게 느껴졌을 것이므로, 꼭 해내기로 굳게 결심한 것도 당연했다. 그래서 우리는 연습하고 또 연습했다. 아이들은 바닥에 앉아 집게손가락과 엄지손가락으로 끈을 꿰고 리본을 만들었다. 그때 나는 한 번도 아이들에게 밖으로 나가라고 재촉하지도 않았고 어린 마음을 당황하게 만들지도 않았다.

그런 순간들에도 어린 시절의 나를 떠올릴 수 있었다. 나는 모닥불 앞에 깔려 있는 빨간색 무늬 액스민스터 카펫 위에 앉아 있다. 창피하게도 학교에서 신발 끈이 풀려서 선생님께 도움을 청해야 했고 잔인하게 비웃는 남자아이들 때문에 뺨이 아직도 화끈거렸다. 그때 나처럼 배우고야 말겠다는 똑같은 결의가 딸들의 얼굴에서 보였다.

나는 아이들에게 밝은색의 평범한 신발을 사주었다. 신발 구멍에는 끈이 꿰어져 있다. 여러 시간 끈을 묶는 연습을 한 후에야 드디어 한 아이가 환한 얼굴로 눈을 반짝반짝 빛내며 일어났다. 그리고 거실을 돌아다니며 마침내 해낸 결과물을 나에게 보여주었다.

그 후로 아이들은 그런 일상적인 일이 단순하다는 사실을 아주 분명하게 느꼈을 것이다. 하지만 아이들이 살면서 막다른 길에 부딪혔을 때 돌파구를 찾을 수 있도록 도와주는 것, 독립하려 할 때 마주치게 되는 각 과업을 이겨내는 데 필요한 기술을 갖게 해주는 것, 그것이 엄마인 내 역할이 아닌가? 우리는 아이를 낳고 아이는 결국 부모 곁을 떠난다. 우리는 아이들이 둥지를 날아오를 수 있을 때까지 재능과 성취, 기술을 길러주어야 한다. 아이들에게 새로운 시도를 해보라고 격려하고 처음 실패할 때는 아이들이 자아를 지킬 수 있는 안식처를 제공하면서 달래주어야 한다. 그다음에 다시 세상으로 내보낸다. 적어도 나는 그랬다.

아이들 인생의 로드맵 어디에도 우리의 역할이 뒤바뀔 것이고,

어느 날 아이들이 나를 돌봐줄 것이며 내가 신발 끈 묶는 것까지 도와주게 되리라는 표시는 없었다. 그러나 인생은 재미있는 방식으로 다시 원점으로 돌아온다.

나는 지난 20년 동안 똑같은 운동화를 신었다. 그 운동화를 신고 끈을 묶고, 쓰리 픽스는 물론 다른 지역과 레이크랜드의 산책로를 수 킬로미터씩 오르내렸다. 내가 발을 내려다보면서 신발 끈을 묶지 못하는 날이 오리라는 것은 예상하지 못했다. 신발 끈은 각 신발짝의 양쪽에 매달려 있었고, 엉클어진 털실 뭉치처럼 내 머릿속은 뒤죽박죽인 상태였다. 무력감과 절망감이 느껴졌다. 이제 내 앞에서 무릎을 꿇고 신발 끈을 묶어주는 일은 세라의 몫이었다. 예전에 내가 세라에게 해주었던 것처럼 말이다. 이것은 내가 상상했던 방식도, 원했던 방식도 아니었다. 그 작은 몸짓 하나에서 너무 많은 것이 바뀌었음을 느꼈고 그 사실을 인정하고 싶지 않았다. 나는 내 딸들이 간병인이 되는 것을 받아들일 준비가 되어 있지 않았다. 지금은 아니다. 절대 아니다. 대신에 다른 방법을 찾아야 했다.

해결책은 간단했다. 신발 끈을 묶지 않는 것이다. 세라는 내가 신던 신발을 돌려주었고, 두 손으로 세게 한 번 잡아당기자 내 낡은 신발은 예전처럼 꽉 조였다. 또 다른 문제가 나를 좌절시켰지만(다음 문제는 그렇게 쉽지 않을 수도 있다) 나의 독립은 하루 더 유지되었다.

간병

치매 진단이 환자 한 사람에게만 영향을 준다고 생각해서는 안

된다. 그렇다. 치매는 환자의 뇌 속에서 존재하는지 모르지만, 그 진단은 환자 한 사람의 생활이 아니라 그 주변에 있는 모든 사람의 생활을 바꿀 것이다.

치매를 진단받는 과정은 외로울 수 있다. 나는 작성해야 하는 서류에 '치매'라는 단어가 너무 많아서 더 이상 회피할 수 없었을 때도 혼자 검사받으러 다녔다. 그러나 결국 최종 진단을 받고 충격 속에서 무슨 생각에서인지 컨설턴트에게 내 딸들과 직접 이야기하겠느냐고 물어보았다. 그러고서는 아직도 어린애처럼 보이는 내 딸들이 컨설턴트의 사무실에서 서류를 작성하게 하고 나는 나왔다. 그 아이들에게는 내가 대답할 수 없는 질문 또는 아마 나를 너무 염려하여 내 앞에서는 묻지 못할 질문이 있을 테니까. 이제 막 진단받은 환자가 그렇듯이 그 순간의 우리는 무슨 질문을 해야 하는지도 몰랐지만, 앞으로 우리가 궁금해할 어려운 문제에 대한 답을 알고 있을 수도 있는 사람이 여기에 있었다. 어쨌든 그것은 시작이었고, 아이들이 알아야 할 내용을 물어볼 기회였다. 나는 내가 받은 이 진단이 나만큼이나 아이들에게도 중요하며, 이 진단으로 아이들의 생활도 바뀔 것임을 알고 있었다.

현재 치매 진단은 지나치게 임상적으로 이루어지고 있다. 사람들이 우리의 뇌를 들여다보고 뇌세포 간의 연결이 느슨해졌거나 사라진 부분이 있음을 발견하고 그 근본 원인이 진행성 질병이라는 사실을 알아내고 나면, 우리는 필요 없는 존재가 된다. 추적 검사도 없고 나나 다른 사람을 위한 대처 전략도 없다. 내가 암이나 뇌졸중, 당뇨병을 진단받았다면 컨설턴트가 퇴원시켰을까? 그런

데 왜 뇌 질환을 진단받은 후에는 사후 관리나 지속적인 지원이 없는 걸까?

하물며 조기 발병 치매 환자는 사회적 지원도 받을 수 없다는 것이 아이러니한 일이다. 하지만 '간병인'이라는 새로운 역할을 맡아야 하는 남편과 아내, 자녀가 아주 많다. 이들은 아무 준비나 계획, 경고도 없이 인생을 바꾸는 이 질병을 진단받는 즉시 사회의 기대와 부담까지 떠안게 된다. 사람들은 치매 환자의 가족들 중에 67만 명에 달하는 이 간병인들 덕분에 매년 국민의료보험 예산 110억 파운드(약 17조 5천억 원)가 절약된다는 사실은 전혀 신경쓰지 않는다. 노인 인구가 점점 늘고 있다는 점을 고려할 때, 이 비용의 가치를 진작 알았어야 했다.

나는 치매 환자들에 대한 사후 관리의 부재와 이 병이 초래할 수 있는 모든 결과(그중 다수는 이 책에 대략적으로 설명되어 있다)를 준비하는 것이 우리 생활에 얼마나 중요한지 계속 이야기해왔다. 이는 우리 친척과 가족, 친구들에게도 마찬가지다. 무슨 일이 일어날지 잘 안다면 또는 '이게 정상인가요?'라고 쉽게 물어볼 사람이 있다면, 그들은 대처 준비를 더 잘할 수 있을 것이다. 그 해결책은 많이 복잡하지 않으며, 치매 환자와 간병인 모두에게 더 나은 경험이 될 것이다.

그래서 브래드포드대학교의 사디아 파빈 박사가 나에게 자기 연구의 프로젝트 심사원단에 들어오겠냐고 요청했을 때, 나는 기꺼이 받아들였다. 〈돌봄 희망 연구(Caregiving HOPE Study)〉라는 이 프로젝트는 치매 진단이 환자를 돌볼 것으로 예상되는 환자 가족에게 미치는 영향을 조사했다. 나는 종종 연구 프로젝트에 참여해 달라는 요청을 받았지만, 파빈 박사의 연구에 특히 끌렸다(이 질병에 대하여 알아야 할 내용이 너무 많기 때문에 열정이 없으면 이 병을 이겨낼 수 없다). 파빈 박사는 문화적으로 친척이나 부모를 돌봐야 한다는 의무감은 있지만 별로 내키지는 않는 사람들과 사랑하는 사람을 간병할 마음은 있지만 사실상 필요한 준비가 되어 있지 않은 사람들을 나란히 비교하는 데 관심이 있었다. 이 두 사례 가운데 하나는 실패할 수밖에 없는 것으로 보였다. 그렇다면 그들을 더 잘 이해하기 위해 할 수 있는 일에는 무엇이 있을까?

몇 년 동안 나는 노년 계획을 망쳐버린 남편의 치매를 원망하는 아내나 엄마를 정말 보살피고 싶지만 충분하지 못한 지원 체제를 알아보느라 너무 지쳐서 자기 건강을 잃은 딸까지, 이런 사례들을 많이 접했다. 양자의 균형을 잘 맞춘 사람은 찾기 어렵지만, 이렇게 영감을 주는 사람들을 발견했을 때는 정말 기쁘다. 그런 여성 한 명을 만난 적이 있다. 그녀의 남편은 치매에 걸렸고 부부에게는 어린 자녀 두 명이 있었다. 하지만 그녀는 일일 지원 서비스를 이용할 수 있었고 덕분에 가족은 좀 더 균형 잡힌 생활을 할 수 있었다. 그러나 이런 종류의 도움이나 임시 간호 서비스를 받을 수 있는지는 예측하기가 아주 힘들다.

파빈 박사의 보고서에 인용된 통계에 따르면, 앞으로 영국 내 남아시아계(파키스탄, 방글라데시, 인도) 인구에서는 치매 환자 수가 일곱 배 증가할 것이고 백인 인구에서는 두 배 증가할 것으로 예상된다. 첫 질문지에 총 723명의 간병인이 응답했는데, 이 중 187명이 남아시아인이었고 522명은 백인이었다. 두 집단 모두 실질적인 지원을 제공할 마음이 있었지만, 정서적 지원과 간호를 제공할 의향은 백인 간병인이 더 큰 것으로 보고되었다. 또한 자신감도 더 크고 간병 준비가 더 잘된 것으로 보고된 집단 역시 백인 간병인이었다. 보고서에 따르면 "문화적인 간병 의무감은 간병인의 의지가 어느 정도인지 또는 간병 준비가 되었다는 느낌이 어느 정도인지와는 연관이 없으며… 더 나은 준비성은 더 큰 간병 의지와 관계가 있다"라는 것이 밝혀졌다. 또한 준비성은 "간병인의 보수 증가와 부담 감소, 불안과 우울증의 감소와 연관이 있는 것"으로 밝혀졌다. 그래서 백인들은 간병인이 되기로 선택할 수 있다는 이유 때문인지 기대는 덜 받으면서도 자기 역할에 대해 더 많이 준비되어 있다고 느낀다. 반면에 문화적으로 기대 수준이 높은 경우, 사람들은 요구되는 역할에 대한 준비가 더 잘 되어 있다고 느끼지 않는다는 것이다.

다수의 사람은 평소에 사랑하는 사람과 서로를 간병해야 하는 문제에 관하여 서로 무엇을 기대하는지 의논하지 않다가 상황이 닥치고서야 생각하게 된다. 우리 모두는 세상을 살아가느라 바쁘고 나도 그랬다는 것을 안다. 충분히 이해할 수 있지만, 파빈 박사의 보고서에서 알 수 있듯이 준비를 더 잘 갖추었을 때 의지 역시 더 커지고 결정적으로 환자를 더 잘 돌볼 수 있다.

간병이 관계에 미치는 영향

치매 환자를 돌보는 방법은 대부분 치매의 종류에 따라 달라지지만, 가장 중요한 것은 결국 환자의 유형이다. 일상생활에서 우리는 나이가 들어가면서 성격도 변하는데, 원만해질 수도 있고 더 고약해질 수도 있다. 그리고 치매가 성격의 다양한 층위에 또 다른 차원을 더한다는 것은 분명한 사실이다. 그러나 치매는 여전히 그 사람의 한 단면에 불과하다. 따라서 다른 사람들을 볼 때처럼 병이 아니라 먼저 그 사람 자체를 봐야 한다.

준비가 되었는지 아닌지의 차이가 치매 환자와 간병인 모두의 삶을 바꿀 수 있다. 파빈 박사의 보고서에 담긴 간병인들의 인터뷰 내용을 살펴보자.

"앞으로 상황이 어떻게 전개될지 안다는 것은 정말 어려운 일입니다. 모르는 게 다행이에요. 얼마나 화가 날지 지금은 모르죠. 분노인 것 같아요. 내가 가장 준비하지 못한 두 가지가 있는데, 분노와 죄책감입니다. 그래도 알긴 했어요. 추상적으로 분노와 죄책감이 아주 크다는 것을 알았지만, 그걸 실제로 느끼게 된 거죠. 가끔씩 같은 질문을 계속 반복하는 아내에게 화가 나서 이렇게 말하기도 했어요. '아, 그만 말해. 백번도 더 말했잖아.' 그래도 아내는 이해도 못하고, 자기가 말하는 걸 어쩌지 못해요. 그런데도 나는 말합니다. '그만 말해.' 놀라실 겁니다. 지금도 아주 많은 일들에 죄책감을 느낍니다. 다르게 할 수도 있었는데, 다르게 처리할 수 있었는데 하고 말이에요. 그때 알았다면, 아내의 공격성에 좀 더 오래 대처할 수 있었을 겁니다. 어떤 일이 벌어질지 알았다면 절대 병원에 입원시키지 않았을 거예요. 절대 승낙하지 않았을 거라고요. 보호할 수 있는 방법이 아주 많았을 거예요. 주변을 보면 할 수 있는 일이 정말 많아요. 내가 뭔가를 해야 했는데, 하지만 결국 우리는 인간일 뿐이니까요."

"사람들은 준비해야 하고, 인내심이 있어야 해요. 그리고 어떻게 해서든지 기운도 차려야 하고요. 누군가와 오랫동안 함께하고 싶은데 그렇지 못할 경우, 힘들다는 거 알아요. 아내의 친구가 와서 아내를 데리고 나가면 나한테 몇 시간이 생겼어요. 그런 때에 충전 시간을 갖지 못했어요. 대신에 아내를 '데리고 다니면서' 하려면 며칠이 걸렸을 일들을 서둘러서 처리했죠."

비행기 안전 규칙에서 나부터 산소마스크를 착용한 후 다른 사람을 도우라고 하는 데는 충분한 이유가 있다. 내가 기운이 없다면 누군가를 간병할 수도 없기 때문이다. 파빈 박사의 보고서에서 많은 간병인이 친구와 커피를 마신다거나 머리를 다듬는 것 같은 자기 관리 전략이 간병인의 역할에 더욱 잘 대처하는 데 큰 도움이 된다고 말했다. 이는 돌보는 환자에게도 유익하다.

치매는 부부 사이의 관계를 영원히 변화시킨다. 때로는 관계가 더 나아지기도 한다. 내가 여행 중에 만난 한 여성에게서 들은 이야기다. 그녀의 남편은 결혼 생활 동안 종종 폭력을 행사했는데 치매에 걸린 후 성격이 온화해져서 그녀가 늘 바랐던 성격의 남편이 되었다고 한다. 하지만 슬프게도 누군가에게는 반대의 일이 생기기도 한다. 특히 치매의 한 유형인 피크병 환자일 경우, 치매 때문에 환자가 더욱 예측할 수 없어지고 공격적인 행동을 보일 수 있다. 치매 진단을 받은 친구들과 진단 이후에 부부 관계가 어떻게 변화했는지에 대해 이야기를 나누었다.

> **아내:** 지금 남편과의 관계는 그 어느 때보다 좋아요. 지금이 더 행복해요. 오븐에서 뭔가를 꺼내고 싶으면 남편이 하는 것이 더 안전하기 때문에 남편이 바로 옵니다. 전에는 "아, 나 바빠"라고 했는데, 지금은 날 도와줘요. 전에는 내가 남편에게 짐이라고 생각했지만, 이제는 남편이 그렇게 생각하지 않는다는 걸 알기 때문에 내가 남편에게 부탁해요.
>
> **남편:** 내가 애먹는 것은 아내가 할 수 없는 일을 하려고 한다는 거예요. 나한테 부탁하지 않고, 직접 하려고 하다가 화를 내죠. 그러면 내가 해결해야 합니다. 그냥 내가 하게 두면 좋겠어요. 바로 나한테 부탁하면 좋겠어요.
>
> **남편:** 저와 아내의 관계가 많이 바뀌었어요. 지금은 함께 걸을 때 내가 아내 뒤에서 걸어요. 내가 잘못 말하고 행동할까 봐 걱정되지만 저는 아주 운이 좋은 편이에요. 아내는 정말 착하고 내가 제자리에 있는지 확인해주니까요. 아직은 육체적으로 내가 하고 싶은 일을 할 수 있어요. 테니스나 걷기 같은 일들이요. 지금 여기가 어디지? 내가 뭘 하고 있지? 라고 생각할 때면 아내가 알려줘요.
>
> **아내:** 같이 사는 사람이 생각하기에 할 수 없는 일을 내가 대

신 해주는 것이 좋은 건가요? 나는 '해주기'보다 '지원'해주려고 해요. 우리는 여전히 행복해요. 웃으면서 재미있게 생활합니다.

남편: 우리는 아주 많은 시간을 함께 보냅니다. 대개는 좋지만, 한 가지 힘든 점은 아내가 혼자서는 외출할 수 없다는 거예요. 우리는 여기에서 40년이나 살았는데도, 아내는 방향 감각을 잃었거든요. 그래서 아내가 가고 싶은 곳이 있으면 우리는 항상 함께 가요. 그게 약간 어려운 점이에요.

사람들이 치매 진단을 받은 후 관계를 잘 유지시키는 가장 좋은 방법을 물어오면, 나는 대화를 계속하는 것뿐이라고 말해준다. 이것이 이론적으로는 간단한 것 같지만 실제로는 그렇지 않을 수도 있다는 점을 나도 안다. 그러나 이것은 정말 개인에게 달린 문제다. 나는 딸들과 함께 앉아 수다를 떨고 내 위임장에 대해 의논할 준비를 하면서 빵을 굽고 케이크를 만들었다. 빵을 굽고 예쁘게 장식한 온갖 모양과 크기의 달콤한 케이크 냄새가 물씬 풍기는 내 주방의 공기를 지금도 느낄 수 있다. 그것이 대화를 좀 더 기분 좋게 만드는 나만의 방법이었지만, 다른 사람들도 자기 가족에게 가장 효과가 좋은 방법을 알고 있을 것이다.

순진하게도 당시 나는 이 거북한 대화를 한 번만 하면 되리라 생각했다. 서류와 펜, 김이 모락모락 나는 찻잔을 준비하여 함께 앉아서, 내가 위급 상태까지 갔을 때 원하는 간병 방식부터 소생술을 원하는지 여부까지 모든 사항에 대하여 의논할 때는 가장 힘든 대화를 먼저 해치워야 한다고 생각했던 것 같다. 그때 두 딸이 같은 주제에 접근하는 방식이 얼마나 다른지 뚜렷하게 드러났다. 나는 그것을 이야기 연습이라고 말하지만 실제로는 듣기 연습이었다. 그때 내가 생각하지 못했던 것은 새로운 문제가 생길 때마다 이 대화를 계속 반복해야 한다는 점이었다.

우리는 일상 대화를 하며 말이 얼마나 헷갈릴 수 있는지 잘 안다. 누군가에게 직접 이야기할 때조차 얼마나 많은 혼선이 야기되는가? 두 사람이 똑같은 것을 똑같은 방식으로 이야기했다고 생각할 때도 여전히 큰 혼란이 있을 수 있다. 여기에 환자마다 기능 감퇴 속도가 달라 예측 불가능한 진행성 질병을 안고 새로운 미래를 헤쳐나가야 한다면, 잘 처리해야 하는 위험 요소가 너무 많다.

이때 사람들은 모두 과실을 저지르는데 사랑하는 사람에게 줄여서 말하는 경향이 있는 경우 특히 그렇다. 바로 그런 이유로 자신에게 중요한 대화를 할 때는 자신의 이야기를 정확하게 확인해야 한다. '치매를 앓는 사랑하는 사람 돌보기'라는 간단한 표현도 사람마다 의미하는 바가 다르다. 돌봄에 대한 해석이 아주 다양하며, 그 단어 자체는 시간의 경과와 병의 진행에 따라 다시 조정되어야 한다. 내 경우, '돌봄'이 필요한 때는 내가 더 이상 자신을 돌볼 수 없는 때, 신체적으로나 정신적으로 혼자서 안전하게 생활할 방법을 찾을 수 없는 때를 뜻한다. 나는 두 딸이 나를 돌봐주기를 원하지 않고, 그들도 그 사실을 잘 안다. 진단을 받은 이후로도 생각이 바뀌지 않았다고 단언했다. 내가 원하는 것은 딸들이 나를 보러 와서 같이 차를 마시고, 함께 외출하여 즐거운 일을 하는 것이다. 그러나 아이들이 힘들게 일한 후 나를 찾아와 세탁이나 청소를 하고, 더 심하게 나를 씻기는 것은 원하지 않는다. 나는 아이들이 각자의 삶을 영위하기를 바라지 간병인이라는 명목하에 어떤 식으로든 자기 생활이 방해받는 것은 원하지 않는다. 나는 어떤 방식으로든 항상 엄마이고 싶다. 내 능력이 떨어졌어도 여전히 아이들에게 쓸모 있다고 느끼고, 아이들을 보살피는 것이 나한테는 중요하다.

치매는 역할 전환 과정을 촉진시킨다. 나는 그것을 피하고자 최선을 다한다. 치매에 걸리기 전에는 딸들이 빵을 굽는 문제든 장식 문제든 나에게 조언을 구했다. 요즘에는 그런 일이 점점 줄고 있지만, 그래도 나는 여전히 아주 미미한 것이라도 엄마의 역할을 하려고 한다. 그것이 치매를 포함하여 그 어떤 것보다도 중요한 나의 일이며, 나는 있는 힘을 다해 그것을 지킬 것이다. 나는 무엇이든 아이들에게 부탁함으로써 바쁜 생활을 방해해야 한다는 것이 싫다. 지금은 운전하지 않지만, 버스나 기차로 갈 수 없는 곳이 아니면 아이들에게 태워다달라고 부탁할 생각이 없다. 하지만 솔직히 말해서 요즘 아이들과의 관계가 내 마음과는 달리 더 일방적인 것 같다.

얼마 전의 일이 생각난다. 빨랫줄에 침대보를 널고 있었는데 갑자기 자기 아파트에 있는 세라가 생각났다. 간호사인 세라는 초과 근무를 많이 하고 있었다. 나는 실내에서는 침대보를 건조시키기가 쉽지 않다는 것을 깨닫고는 아직 내가 도와줄 수 있는 일이 있다는 것을 알아냈다. 내가 매주 세탁을 해줘도 되는지 물어볼 수 있어서 기분이 너무 좋았다. 세라는 나를 위해 슈퍼마켓에서 무겁게 장을 봐주었기 때문에 이렇게 하면 그럭저럭 균형이 맞을 것 같았다. 그것은 엄마가 일상적으로 하는 서로에게 유익한 거래였다.

파빈 박사의 보고서에 설명된 것처럼 일부 문화권에서는 장성한 자녀가 연로한 부모를 보살피는 것이 자연스러운 일이다. 이런 문화권에서는 지금도 여러 세대의 가족이 한 지붕 아래에서 생활한다. 그러나 서구에서는 그런 경우가 흔하지 않다. 다수가 부모와 따로 생활하며 예전과 같은 공동체는 존재하지 않는다. 그래서 자녀들의 생활이 바쁘다는 것을 알면서 그들의 도움을 받기가 어렵게 느껴질 수 있다. 자녀들이 돕기를 원해도, 거기에 동의하기 어렵다. 심지어 치매를 앓고 있는 친구 하나는 딸에게 간병의 의무감을 주지 않기 위해 멀리 이사하라고 설득하기까지 했다. 친구의 딸에게는 이미 장애가 있는 남편과 어린 두 자녀가 있었기 때문에, 내 친구는 딸에게 부담을 더해주고 싶어 하지 않았다.

다른 누군가에게는 돌봄이라는 용어가 보다 일반적인 도움을 주는 것을 뜻할 수도 있다. 사람마다 돌봄의 의미에 대하여 다 다른 견해를 갖고 있을 것이다. 누군가를 씻기고 목욕을 돕는 것 같은 사적인 일일 수도 있고, 저녁 식사에 초대하는 일(하루 일과에 그를 포함시킨다는 기대)일 수도 있다. 가정사 때문에 가족의 보살핌을 받기 적절한 상황이 아닐지도 모른다. 가족끼리 소원할 수도 있고 오랜 원한이 있을 수도 있기 때문이다. 마찬가지로 환자를 보살피는 가족이 환자의 의향은 물어보지도 않고 자기 마음대로 강요할 수도 있다. 파빈 박사의 연구에 나온 여성의 일화가 생각난다. 남아시아계였던 그녀는 가족이 저녁마다 카레 요리를 만들어다 주었지만, 사실 그녀가 먹고 싶었던 것은 피시앤칩스였다고 한다.

이처럼 돌봄의 형태가 가족마다 다르므로 기대 또는 필요가 생길 때마다 돌봄의 정의를 몇 번이고 다시 내려야 할 수 있다. 파빈 박사가 인터뷰했던 사람들은 다음과 같이 이야기했다.

"나는 엄마의 간병인으로 취급받고 싶지 않아요. 엄마의 딸이고 싶어요. 아니면 언니의 말처럼 그냥 엄마를 보러 왔다가 가고 싶어요. 그냥 딸로서 엄마를 보러 오고, 엄마랑 외출해서 점심을 먹고 예쁜 집도 방문하고 싶습니다. 불쑥 나타나서 세탁, 요리, 청소를 하고 엄마가 사교 활동을 정리했는지 확인하는 일은 하지 않아도 되게 말이에요. 공식적으로 간병인이 되고 싶지는 않은데, 선택권이 있기나 할까요?"
"나는 강요받은 것처럼 느껴져요. '그분은 내 엄마니까 엄마를 위해 내가 할게요'라고 말하는 착하고 침착한 딸이고 싶은 마음이 반이에요. 치매에 걸린 부모를 둔 분들, 존경합니다."

딸로서 간병하기

이 입장에 처했을 때의 반응에는 옳고 그른 것은 없다. 그 반응은 치매라는 질병만큼이나 개별적이다. 내가 치매 진단을 받은 후, 나와 내 딸들은 우리 방식대로 느껴야 했다. 세라는 종양학과 간호사지만, 경험 많은 그 아이에게도 쉬운 일이 아니었다. 나는 세라에게 나를 위해 앞으로 겪는 일을 글로 써달라고 부탁했다.

세라는 "간병이라는 단어에는 아주 많은 뜻이 함축되어 있다"고 썼다.

당연히 나는 엄마를 염려한다. 내가 엄마를 돌보고 있는 걸까? 그건 잘 모르겠다. 엄마는 내가 엄마의 개인위생을 돌보는 것은 절대 원하지 않는다고 말했다. 그건 내가 직업적으로 하는 일의 일부이기 때문에 분명 내가 할 수 있는 일이지만, 이건 엄마에게 중요한 바람이고 나도 이해할 수 있는 부분이다. 대신에 협상할 수 있는 것들이 있다. 나는 엄마의 식사를 준비하고, 함께 쇼핑을 가고, 청소를 일부 돕고, 가끔 돈 관리를 도와주고 대부분의 병원 예약을 하고 함께 병원에 간다. 우리는 바닷가나 다른 명소에 가서 엄마가 좋아하는 사진 찍기를 한다. 그리고 근무하지 않는 날에는 엄마를 찾아가거나 영상통화를 한다. 나는 그런 일들이 진짜 간병이라고 생각하지 않는다. 그 반대로 일부 경우에 많은 간병인이 우리가 하는 재미있는 일을 언제 할 수 있느냐고 물을 수도 있는데, 그 일들 대부분은 내가 다른 친구나 가족들과 자주 하는 일이다. 내 경우 그것은 그저 모녀 사이에 하는 일일 뿐이다.

차이점이라면 내가 엄마를 걱정하는 것만큼 다른 친구나 가족을 걱정하지는 않는다는 것이다. 어떤 일들이 일어날 가능성은 변하는 것이며, 우리는 매일 약한 불안을 느끼며 살아간다. 그렇기에 나는 걱정과 두려움에 압도되지 않는 법을 배워야 했다. 직장에서 환자를 간호할 때 나는 환자의 삶의 질을 높이기 위해 위험을 감수하는 데 긍정적인 입장이었으며 늘 찬성하는 쪽이었다. 하지만 이런 조치에는 병실에서 환자를 안전하게 지키기 위해 준비되어야 하는 지속적인 위험 평가와 시간 제약, 정책, 절차가 수반된다. 그러나 엄마는 다른 사람의 지시를 듣지 않는 아주 독립적인 여성이었으므로 내 업무 방식은 적합하지 않았다. 따라서 내 업무 방식은 잠시 내려놓아야 한다. 내가 손대려 한다는 것을 엄마가 눈치 채면 나는 거기에서 빠져야 하기 때문이다.

오히려 나는 엄마에 대한 걱정을 그만둬야 했다. 우리는 나흘 동안 이탈리아에 가서 치매 콘퍼런스에서 발표를 했고, 관광도 했다. 어느 날 아침, 우리는 가이드와 함께 짧지만 험한 길을 걸어 전경이 근사한 전망대에 갔다. 치매는 엄마의 걸음걸이에 영향을 미쳤고 이제 엄마는 넘어질 위험이 더 커졌다. 어느 순간 엄마는 살짝 넘어졌지만 일어나서 계속 걸었다. 가이드는 내가 여유로워 보인다고 말했다. 엄마가 갑작스럽게 넘어졌는데도 서둘러 엄마를 붙잡으려 하지 않았다고 말이다. 딸로서 내가 할 일은 엄마가 독립성을 유지할 수 있게 하는 것이며, 그러려면 일어날 수 있는 일에 대한 두려움을 떨쳐야 한다는 것을 안다.

나는 엄마의 뼈가 부러지거나 머리를 부딪치거나 하는 등의 나쁜 일이 생기면 어떻게 될지를 늘 걱정했다. 하지만 결론적으로 내가 엄마를 과보호하면서 도와줬다면 엄마는 그 산책을 즐기지 못했을 것이다. 그래서 이제 나는 무슨 일이 일어나든 막을 수 없다고 생각한다. 그래도 기쁨이 있는 한 그 일은 할 가치가 있다. 하지만 가끔 내가 엄마 앞에서 걷기 때문에 엄마가 조금 비틀거리는 것을 보지 못할 수 있다는 점은 인정해야 한다.

나는 일부 자녀들의 경험담을 듣는데, 그 역할이 완전히 뒤바뀌어 그들이 부모가 된 것처럼 보인다. 하지만 나는 그렇게 느끼지 않는다. 확실히 나는 엄마에게 좀 더 책임감 있고 도움을 주는 사람이 되어야 했지만, 그 방법은 엄마가 의존적이 아니라 독립적으로 생활하도록 돕는 것이다. 내가 이 여정을 시작하려는 사람에게 하고 싶은 제안은 한 걸음 물러서 있으면서 처음부터 환자를 도와주려고 하지 말라는 것이다. 그 일은 자연스럽게 되지 않기 때문에, 그렇게 할 수 있게 되기까지 자기 탐구를 많이 해야 한다. 우리는 사랑하는 누군가를 위해 어떤 일을 할 수 있음을 안다면, 바로 그 일을 하고 싶어 한다. 하지만 우리가 할 수 있는 가장 다정한 일은 상관하지 말고 그 사람이 자아감을 유지하게 돕는 것이다.

세라가 쓴 이 글을 읽으니 세라를 키울 때의 기억이 떠오른다. 우리는 높은 산을 오르는 아이들을 떨리는 마음으로 지켜보면서 사고를 당하거나 넘어지지 않기를 바랐다. 그때와는 달리 일부 역할이 뒤바뀌었지만 이것은 바뀌어야 하는 것이며, 사람들을 무력하게 하는 것이 아니라 그들의 생활을 돕는 온정적인 분리라 할 수 있다.

우리는 어린 자녀에게 '조심해', '잘 살펴봐', '그걸 해야 한다고 생각하니?' 같은 말을 얼마나 많이 하는가? 부모로서 우리는 끊임없이 사고와 재난을 경계하고, 소중한 자녀를 보호하고, 아이들이 해를 입지 않게 보호막이 되고 싶어 한다. 그러다 보면 아이들이 실수를 해도 내버려둬야 그 실수에서 배울 수 있다는 것을 깨닫는 때가 온다. 아이들에게 새로운 경험과 모험을 할 공간과 부모의 전폭적인 지원을 받으며 새로운 것을 시도해볼 자유를 주어야 한다. 그것이 대부분의 부모가 준비해주는 안전망이다. 일이 잘못되는지 부모가 안전하게 지켜보는 가운데 실수를 통해 배울 수 있는 자유를 아이들에게 주는 것이다. 세라의 지적처럼 그것이 치매 환자를 돌보는 것과 무엇이 다른가?

어릴 때의 세라는 타인의 신뢰를 많이 받지 못했지만 항상 친구들이 시도하는 것을 자기도 필사적으로 시도했다. 세라가 세 살 때 친구들과 노는 모습을 지켜보던 것이 생각난다. 아이들이 놀고 있었고 엄마들은 그 주변을 빙 둘러싸고 앉아 차를 마시고 있었다. 어느 날 세라는 밝은색의 플라스틱 정글짐에 관심을 보였다. 세라는 다른 아이들이 정글짐에 기어올랐다가 다른 쪽으로 미끄러져 내려오는 것을 지켜보았다. 어떤 엄마들은 자기 아이가 조심스럽게 비틀거리며 나름 아주 대단한 것을 시도할 때 손을 잡아주었다. 하지만 다른 엄마들은 그냥 수다를 떨다가 일이 잘못되었을 때만 아이를 보호하러 갔다. 돌이켜보면 그때 처음으로 부모로서 무슨 일이 생길지도 모른다는 불안을 버려야 한다는 것을 깨달았던 것 같다. 위에서 세라가 설명한 것과 정말 비슷한 경우가 아닌가.

나는 대화를 들으면서도 눈은 세라를 향하고 있었다. 세라에게서 눈을 떼고 아이가 스스로 해내게 하고 싶었지만 힘들었다. 마찬가지로 어른이 된 세라도 나에 대한 불안을 버리기가 쉽지 않을 것이다. 내가 지켜보는 것을 세라가 알면 적극적으로 놀지 못할 것이므로, 아이가 가장 안전한 경로를 찾을 때 나는 안 보는 척하면서 흘긋 쳐다보았다. 세라는 옆 손잡이를 잡고 한 번에 한 단계씩 올라가서 드디어 꼭대기까지 갔다. 그 순간 아이의 작은 얼굴이 지금도 생생하다. 세라는 아주 자랑스럽게 서 있다가 다른 아이들처럼 뛰어 오르내리고 큰소리를 냈다. 그때서야 나는 아이만큼이나 밝게 웃으면서 시선을 아이 쪽으로 돌려서 아이와 눈을 마주쳤다.

일부 부모가 그랬던 것처럼 나도 아이에게 가서 아이를 들어 올려줄 수 있었지만, 그러면 무슨 재미가 있었겠는가? 세라는 똑같은 성취감을 느꼈을까? 때때로 우리는 부모로서 아이들이 스스로 경험에 책임을 지고 위험을 평가하게 두어야 한다. 부모로서 그것이 항상 쉽지는 않지만, 이제 나는 성인이 된 자녀도 치매에 걸린 부모에게 똑같이 하기가 항상 쉽지만은 않다는 것을 안다. 세라의 경우, 한발 뒤로 물러나서 바로 나를 돕지 않음으로써 내가 보다 독립적인 생활을 영위하게 하고 있고, 나는 그 점을 고맙게 생각한다. 세라 스스로 말하는 것처럼, 자녀가 늘 지켜보면서 뭔가를 하지 말라고 말한다면 또는 다른 사람이 당신 대신에 모든 일을 해준다면 인생에 무슨 기쁨이 있겠는가? 상상하기 힘들다. 내 딸들처럼 우리를 사랑하는 사람들은 특히 어렵다. 하지만 그렇게 해야 우리는 자기 생활을 회복할 수 있다. 나에게는 그것이 가장 큰 선물이다.

혼자 생활하기

전 세계적으로 치매 환자의 수가 5천만 명에 이르는 것으로 추산되는데, 그 수가 2050년에는 1억 5천 2백만 명까지 증가할 것으로 보인다. 캐나다와 프랑스, 독일, 영국, 스웨덴에서는 치매 환자의 3분의 1 이상이 혼자 생활하고 있으며, 일반적으로 전 세계 1인 가구 중에서 여성 노인 인구가 가장 빠르게 증가하고 있다. 1인 가구 인구란 나 같은 사람들이다. 나와 같은 세대의 여성들은 더 이상 이혼을 오명이라고 생각하지 않기 때문에 혼자 생활하는 편을 선택하는 것이 이해가 된다. 그러나 이 사실이 점점 증가하고 있는 치매 환자의 수와 결합한다면 무엇을 뜻하게 될까?

치매에 걸리기 전에는 아주 외롭다는 생각이 들지 않았으면 좋겠다고 바라던 때가 있었다. 나는 1988년에 남편과 헤어졌다. 딸들이 네 살, 일곱 살 때였다. 그 후 나는 혼자 힘으로 아이들을 키웠다. 치매 진단을 받기 전 몇 년 동안은 그의 뒤를 이어 다른 누군가가 곁에 있었으면 하던 때가 있었다. 당시에 일이 특히 힘들었고, 그저 문제에 대해 자세히 이야기할 수 있는 사람, 내 어깨를 감싸주며 모든 것이 잘될 것이라고 말해줄 사람을 원했을 뿐이다. 아니면 딸들과 문제가 생겼을 때, 돌아보며 '어떻게 생각해?'라고 물어볼 수 있는 사람이 있었다면 좋았을 것이다. 또는 주말에 혼자 외식하러 나갔는데 속 깊은 이야기를 나누는 부부들을 볼 때, 밤에 옆에서 다른 사람의 온기를 느끼고 어둠 속에서 다른 사람의 숨소리를 듣고 싶을 때면 누군가가 그리웠다.

치매 진단을 받은 이후에도 그런 순간들이 있었다. 중요한 날짜나 예약을 잊었을 때 내 기억을 환기시켜줄 백업 두뇌가 있으면 좋을 텐데. 외롭지 않도록 내 옆에 누군가가 앉아 말하지 않아도 다 안다는 표정으로 미소를 지어주기를 바라던 때가 있었다. 그런 미묘한 동지애는 정말 많은 의미를 담고 있으니까. 삶이 고단했던 날, 어느 장소로 가야 하는데 집중력을 잃었던 날에 누군가가 내 옆에 있다면 안전하다는 느낌을 받았을 것이다. 또 특별한 무언가를 함께할 수 있는 사람이 있었으면 하는 때가 있었다. 이를테면 산책하는 중에 바로 눈앞에서 매가 휙 날아와 내려앉을 때 '방금 저거 봤어?'라고 말할 수 있는 상대가 있기를 바랐다. 함께 웃어줄 (진정한 웃음 말이다) 사람이 있으면 좋겠다. 가끔 서로 농담을 나누는 다른 부부를 볼 때면 나 자신이 군중 속에서 소외된 십대 청소년이 된 듯했다. 나에게는 레인지를 끄는 것을 잊었을 때 꺼줄 사람, 열리지 않는 타파웨어 뚜껑을 열어줄 수 있는 사람이 없다. 그 말은 수프를 먹지 못하고 대신에 차와 샌드위치를 만들어 먹는다는 뜻이다.

그럼에도 나는 내가 치매를 앓으면서도 혼자 잘 살아가고 있다고 생각한다. 사람들이 이 생각을 알면 깜짝 놀랄지도 모른다.

혼자 생활하면 나를 재촉하거나 의심하는 사람도 없다. 나한테 늘 더 필요한 한 가지는 시간이다. 머리가 빨리 돌아가지 않기 때문에 나한테 가장 나쁜 말은 '빨리 해'다. 이 두 마디를 들으면 돌연 공포와 혼란, 실패감에 빠지게 된다. 하지만 혼자 생활하면 내 시간은 나의 것이다. 내 속도에 맞게 하면 된다.

왜 기억이 안 나냐고 물어보는 사람도 없다. 기억을 못한다고 끊임없이 알려줘봤자 나에게는 실패의 신호일 뿐이다. '기억해요?', '기억해야 해요', 이런 말은 끊임없이 나를 더 비참하게 만든다. 이제는 사람들이 그렇게 말해도 나는 대답하지 않는다. 그냥 계속 하게 둔다. 그것이 더 쉽다. 그렇게 하지 않으면 그들은 나한테는 중요하지도 않은 내용을 세세히 말하면서 내 기억을 되살리려고 할 것이다. 가끔 그런 부부를 본다. 한쪽 배우자가 '어제 말했잖아'라고 말하면 다른 쪽은 꾸중 듣는 아이처럼 다시 들어야 하는 것에 당황하고 풀이 죽은 모습을 보인다.

나는 혼자 생활하기 때문에 내 행동에 대해 변명하지 않아도 된다. 일을 그르칠 수는 있지만 큰 문제는 없다. 아침에 아래층에 내려가면 전날 밤에 데운 음식이 전자레인지에 그대로 있는데, 그래도 괜찮다. 음식은 그냥 버리고 그릇은 씻어놓으면 된다. 다른 사람이 있다면, 내가 끼니를 거를까봐 또는 음식 쓰레기가 생기거나 지저분해지는 것으로 걱정했을 것이다. 나한테는 그냥 어쩔 수 없는 일이다. 다음에는 운이 좋으면 음식이 아직 전자레인지 안에 있다는 것을 기억할 수 있을 것이다.

나한테는 일이 더 쉽거나 빠르다는 이유로 나 대신 일을 해주는 사람이 없다. 어떤 일을 하는 데 시간이 얼마나 오래 걸리든, 나는 항상 내가 계속 하려고 하는 것이 더 좋다. 치매는 내가 인간임을 느끼게 해주는 소소하지만 독립적인 순간들을 앗아간다. 그렇기에 우리는 모든 것을 잃는 것만은 절대 원하지 않는다. 이런 일은 여러 부부에게서 늘 볼 수 있다. 외출 준비를 하면서 배우자가 코트의 지퍼를 채우는 데 오래 걸린다고 불만스러워한다. "내가 할게, 그게 더 빨라"라고 그들은 말한다. 이 몇 마디는 참 힘 빠지는 말이다. 어쨌든 우리 뇌는 치매에 장악되었지만, 상대는 그저 스스로 조급함에 휘둘리고 있을 뿐이다. 나는 어느 날 코트의 지퍼를 채우느라 곤경에 처해도 크게 문제되지 않는다. 그냥 지퍼를 올리지 않고 나갔다가 이내 추워지면 코트를 여며 입어야 한다는 것을 깨달을 것이다.

나한테는 상태가 나쁜 날에 나를 괴롭힐 사람이 없다. 안 그래도 치매를 앓고 있는데 머릿속에 안개까지 긴 날에는 상태가 안 좋기 마련이다. 그럴 때는 아무리 친절한 이유 때문이라도 뭐가 문제냐고, 어떻게 해야 더 나아질 수 있느냐고 묻는 사람이 있다는 것 자체가 더 상황을 악화시킨다. 혼자 살면 계획을 바꿔야 하는 경우에도 누군가를 실망시켰다는 이유로 죄책감을 가질 필요가 없다. 특히 기억나는 부부가 있다. 그 아내에게 남편과 함께 친구들을 만나 커피를 마시기로 했던 일에 대한 이야기를 들었다. 오랜만에 보는 친구들이었기에 그녀는 그 약속을 많이 고대하고 있었다. 하지만 그날 남편의 머릿속에 안개가 꼈고, 남편은 대화할 필요 없이 집에서 평화롭고 조용하게 있기를 원했다. 나에게 당시 이야기를 하는 아내를 보며 그때 얼마나 실망했는지 알 수 있었다. 그리고 남편이 느끼는 죄책감도 눈에 보였다. 그는 "아내가 혼자라도 가야 했는데"라고 말했지만, 그녀는 부부 동반으로 가기를 원했다.

나는 말하고 싶지 않을 때 안 해도 된다는 점이 좋다. 고요함은 나에게 친구와 같고, 내가 그것을 좋아한다는 것을 내 딸들도 안다. 나는 그냥 말없이 아이들과 함께 있을 때 행복하다. 집에 있을 때 나는 몇 시간이고 조용히 있을 수 있다. 단지 대화를 위한 대화는 하지 않아도 된다. 이런 증상을 보이는 환자들의 배우자들에게는 미안하다. 사실 집에 두 사람이 있으면 당연히 대화를 해야 한다. 그런데도 적절한 말을 찾기가 너무 어려워서 말을 할 수 없는 것 같은 사람 곁에 있으면 분명 많이 외로울 것이다. 만약 나에게 배우자가 있었다면 대화를 거부하는 것에 굉장히 큰 죄책감을 느낄 것이고 말이다.

혼자 살면 내가 누군가의 마음을 상하게 했는지 생각하지 않아도 된다. 생각하는 것은 때때로 심신을 지치게 할 수 있으며, 나 때문에 누군가가 화가 났을 가능성과 그 이유를 파악하는 것도 마찬가지다. 딸들과 있을 때 내가 아이들을 화나게 했는지를 아이들의 얼굴이나 어조를 통해 알 수 있다. 그럴 때는 바로 슬퍼지고 그 순간에 상황을 바로잡아보려고 노력한다. 부부의 경우, 매정한 말이나 (적어도 한 사람은) 잊은 오래전의 말다툼이 하루하루 생각나서 지금도 마음에 맺혀 있을 수 있다. 이렇게 되면 분명 화해하기 어려울 것이다. 또는 어느 한 사람이 느끼기에 서로 이해되지 않거나 욕구가 충족되지 않은 것 같으면 두 사람 사이에 분노가 있을 수 있다. 그것은 관계의 모든 면에 영향을 미치기 시작하지만, 둘 중 한 명은 신경도 안 쓰는 것이다. 우리는 누군가의 마음을 상하게 한 이유를 잊었을 때 어떻게 미안하다고 하는가? 치매를 앓는 배우자가 상대의 마음을 수없이 많이 상하게 했을 수 있는데, 상대는 어떻게 환자를 용서하는가?

나는 일을 다르게 하고 있어도 걱정할 필요가 없다. 전깃줄에 얽히지 않으려고 무선 청소기를 쓴다고 해도 무슨 상관이 있겠는가? 무선 청소기가 강력하지 않을 수도 있고 깨끗하게 청소되지 않을 수도 있지만 그래도 청소는 할 수 있다. 반면 내게 배우자가 있다면, 그가 좋은 진공청소기를 고집할 수도 있다. 그렇다면 나는 무선 청소기를 사용할 수 없을 것이고, 완전히 쓸모없는 존재가 된 기분일 것이다(내가 진공청소기로 청소하는 것을 좋아하지 않는다면 나에게 유리할 수도 있겠지만 말이다).

또 내가 틀린 단어나 날짜, 이름을 말해도 지적하는 사람이 없다. 나는 치매에 걸린 배우자가 이름을 잘못 말할 때 그것을 지적하는 사람들의 이야기를 끊임없이 듣는다. 전체적인 맥락에서 그것이 정말로 중요한 문제인가? 치매 환자들이 나누는 대화를 살짝 들어보면 서로 내용을 바로잡아주는 일이 거의 없다. 대신 이야기를 그냥 받아들인다. 그들은 이야기의 흐름을 따라간다. 누군가의 이야기를 바로잡으면, 당신이 재확인하는 동안 그는 말을 더듬고 머뭇거리게 될 것이고, 당연히 생각의 흐름이 흐트러지게 된다.

나는 누군가를 실망시키고 있다는 느낌을 받지 않는다. 그것이 혼자 생활할 때 가장 크게 감사할 일이다. 우리는 모두 결혼할 때 함께 늙어가는 은퇴를 꿈꾸고, 시골길을 산책하고, 멋진 휴가를 가고, 그 밖의 다양한 체험하기 등 결혼 생활에 대한 계획을 세운다.

한쪽 배우자에게 무슨 일이 발생한 후에야 그들의 꿈은 누더기가 된다. 나는 내 옆에서 자신의 미래까지 빼앗긴 채 나를 돌보는 사람의 얼굴을 보는 것을 견딜 수 없었다. 흔히들 고생은 간병인이 하고 치매 환자는 잘 지낸다고 말한다. 하지만 내 생각에 환자는 현재에 있는 반면 그 배우자는 과거에 일어날 수도 있었던 일을 생각하고 있을 수 있다. 그러다 치매가 진행되어 사람을 못 알아보는 지경이 되면, 마음의 아픔과 트라우마, 고통도 자각하지 못할 것이다.

나는 혼자 생활하면서 마주하는 일상생활의 어려움을 해결할 방법을 찾아야 한다. 내가 혼자 생활한다는 사실이 치매의 진행을 막아주느냐고? 내가 모든 도전에 맞서서 해결책을 찾지 못했다면 혼자 생활할 수 없었을 것이다. 계속 혼자 생활하고, 해결책을 찾기로 한 결심이 매일 치매를 이겨내게 하는 원동력이다.

나의 진짜 문제는 지금 우리 집에 사람들이 온다는 것이다. 나는 다른 사람들과 지내는 데 익숙하지 않기 때문에 어렵다. 재택 간호가 낯설고 생소해 보여서 유력 후보는 되지 않으려고 노력하고 있다. 만약 누군가가 내 일상에 불쑥 끼어든다면 나는 어리둥절할 것이다. 혼자 생활하는 많은 사람들은 자기만의 일상을 만들어 놓기 때문에 입주 간병인의 방식에 적응해야 하는 상황에 처하면 몹시 당황한다. 나는 최근에 친구 두 명에게 입주 도우미에 대해 어떻게 생각하느냐고 물어보았다. 그들은 '불안'이라는 단어를 사용했다. 그들은 환자를 있는 그대로 받아들일 만큼 이해해주고, 치매에 대해 알고 있으며, 환자가 도우미의 간병 방식을 받아들이리라 기대하지 않는 누군가를 상상할 수 없었던 것이다.

관계에 대한 욕구

혼자 생활하기는 장점이 많지만, 때때로 주변에 관계를 맺을 사람이 없어서 외로움을 느낄 때가 있다.

2019년에 케임브리지대학교 출판부에서 발간된 보고서는 혼자 생활하는 사람들이 지역 사회에서 잠깐의 만남이라도 관계를 추구하는 방법을 조사한 것이다. 보고서에 따르면, 계획적인 것이든 자연스러운 것이든 이런 만남을 통해 의미 있는 접촉을 하게 되었으며, 연구 참가자들은 이웃과 함께 있으면서 보다 안전하고 덜 외롭다고 생각하게 되었다. 나는 그들이 어떤 느낌일지 안다. 나는 특히 고독한 날에는 마을 사람들과 마주치기를 바라며 산책하러 나가고는 한다. 고독할 때 나가서 누군가가 던지는 간단한 인사나 미소라도 보는 것이 얼마나 놀라운 효과를 발휘하는지 모른다. 이것은 단순히 치매 환자뿐만 아니라 우리 모두에게 해당하는 일이다. 많은 마을 사람들이 나처럼 행동하는 걸로 안다. 나는 혼자 생활하는 것을 좋아하지만 점점 외로워지고 있다. 나는 내가 아직 말을 할 수 있고, 사람들과 관계를 맺을 것이고, 존재한다는 것을 자신에게 입증하기 위해 사람과의 접촉을 필요로 한다. 어떤 사람들은 TV를 보면서 외로움을 해소할 수 있다고 하지만 나는 그렇지 못하다. 나는 방 한구석에 있는 전자제품보다는 사람의 미소에서 훨씬 큰 충족감을 느낀다. 그래서 사람들과 교제하기 위해 산책하러 나간다.

연구를 위한 인터뷰에 응했던 사람들은 아파트 계단에서 나누는 짧은 대화만으로도 더 큰 교감을 느꼈으며, "이웃이 매일 낮은 수준으로라도 꾸준히 지원해주었다"고 말했다. 이런 지원은 우울증으로 이어지는 고독감을 막아줄 수 있으므로 중요하다. 사람들은 정기적으로 접촉했던 이웃들이 자신에게 계속 관심을 준다고 생각했기에 더 안전하다고 느꼈다고 전했다. 이런 사람들(그가 자주 가던 동네 카페 주인 등)과의 연결은 미약하긴 해도 자신이 며칠 오지 않으면 그들이 문제가 생겼음을 깨닫고 신고해주리라 여긴 것이다.

그러나 진실은 피할 수 없다. 혼자 생활하는 치매 환자는 예기치 못하게 입원하거나 영양실조에 걸릴 가능성이 더 크다. 그들은 장기요양 시설에 남들보다 일찍 들어가고, 공식적인 서비스와 연결이 잘 안 되고 상주 간병인의 지원을 잘 받지 못한다. 그래서 우리에게는 혼자 생활할 수 있게 해줄 지원이 필요하며, 그 지원을 가족 내에서 받지 못하면 친구나 이웃, 더 넓게는 공동체로부터 받게 된다. 그러나 내 친구들이 지적했듯이, 치매에 걸리면 우정도 변화한다. 2019년의 보고서에는 자신의 교제 범위가 축소된 과정을 털어놓고 그로 인해 고독감을 느끼게 되었다고 말한 79세 스웨덴 여성의 이야기가 소개되어 있다. 문제는 친구들이 치매를 잘 알지 못한다는 것이었다. 이는 그녀가 이제 정기 모임 장소를 기억할 수 없다는 사실을 친구들이 이해하지 못했다는 뜻이라고 그녀는 설명했다. 이로 인해 그녀는 자신의 병을 부끄럽게 여기게 되어 친구 모임에서 빠지게 된다.

나도 처음에는 확실히 그랬다. 또한 지금도 처음 보는 사람들이 내 병을 알게 되면 수치심을 느끼기는 마찬가지다. 나는 그들의 얼굴에서 보이는 두려움에 맞서야 하고, 내 성격과 대화로 그 두려움을 없애야 한다. 간혹 그들의 불신이 장애로 작용하여 나를 있는 그대로 받아들이기까지 오랜 시간이 걸리기도 한다. 하지만 대개는 먼저 나를 한 사람으로 보고 치매는 그다음에 보도록 그들을 설득할 수 있다. 단 그들이 내 병을 먼저 보게 되면 이 과정에 시간이 다소 걸릴 수 있다.

또 다른 친구도 치매 진단을 받은 후 나와 비슷한 경험을 했다. 그녀는 오랫동안 친하게 지냈던 자기 친구들이 어느새 자기를 떠나갔으며 그 때문에 슬프다고 이야기해주었다. 그들은 그녀가 겉모습은 같아도 내면은 전과 같지 않다는 사실을 이해하지 못했다. 그녀는 어찌할 바를 모른 상태에서 소외감을 느꼈다. 그녀의 남편이 이런 상황을 나에게 이야기해주었다.

"치매 진단을 받은 후 아내의 친구 관계가 서서히 사라졌어요. 바로 작년에만 친구들 중 여섯 명이 남편을 잃었고 자기들끼리 모임을 만들었죠. 하지만 아내는 대화를 빨리 따라가지 못해서 그 모임에서 제외되었어요. 오랜 친구 관계였기 때문에 아내가 많이 슬퍼하고 있어요."

치매를 앓고 있는 또 다른 친구는 이렇게 말했다.

"나는 항상 모임을 주최했고, 여성협회 회장도 했고, 미술 수

업도 열었어요. 그런데 지금은 소속된 곳이 없어요. 더 이상 어디의 일부가 아니라고요. 그게 마음 아픕니다. 전에는 훨씬 자신감이 있었는데 이제 치매를 진단받은 후로 모임을 열 수 없어요."

친구의 남편: "문제는 배우자와 아이들이 아닙니다. 친구들이고, 새 친구를 사귀는 거예요. 새로 친구를 사귀고 모임에 들어갈 수 있다는 자신감이 사라졌어요. 아내는 그 자신감을 되찾기가 몹시 어렵다는 걸 알았어요. 친구가 없는 게 가장 큰 문제입니다."

2019년 보고서에서는 슬프게도 친목 관계의 상실이 치매 진단 후 많은 환자가 겪는 문제로 보인다는 사실을 인정했다. 보고서의 저자들은 그 원인을 치매가 의미하는 바에 대한 사회적 인식의 부족, 치매라는 병의 용인 부족, 치매 환자에 대한 동정심의 부족이라는 세 가지로 요약했다. 이 보고서는 치매 환자가 고독감과 그에 따른 우울함을 느끼지 않도록 꼭 필요한 접촉을 제공하고 이웃 사회에 치매에 친화적인 인식을 구축하는 것이 중요하다고 결론을 내렸다. 그러나 영국과 스코틀랜드에서는 공공 부문의 서비스가 감소하고 있는 가운데, 서비스의 공백을 자발적 조직이 메우고는 있지만 일부에 불과하다.

십 년 전 내가 사는 이스트라이딩에는 청년 치매 서비스가 분명 있었는데, 내가 진단을 받기 한두 해 전에 필요 없다는 이유로 없어졌다. 중요한 것은 공공 부문이 맡아야 할 일을 자발적 조직에만 의존해서는 안 된다는 사실이다. 일부 지원 업무에는 특수 교육을 받은 인력이 필요하고, 자선 단체가 그 고용 비용을 감당하지 못할 수도 있다. 진단 직후에 이루어지는 지원은 환자의 회복력을 키우고 앞으로도 인생을 살아가야 한다는 점을 일깨우며, 실제로 그럴 수 있게 해주는 가장 중요한 방법이다. 스코틀랜드에서 치매 진단을 받은 모든 환자는 서비스를 안내해주는 지원 인력의 도움을 일 년 동안 받지만, 그 기간이 지나면 지원을 받지 못한다.

케임브리지대학교 출판부에서 발간된 보고서는 "이웃 사회에 세대 간의 불화를 극복하고 치매에 대한 지식을 키우는 데 도움이 되는 사교 모임 장소와 기회가 더 많아야 한다"고 권장했다. 아울러 "치매 친화적인 지역 사회를 만든다는 계획이 적절한지 판단하는 기준은 혼자 생활하는 치매 환자가 동료나 이웃과 함께 지역 사회에 참여하고 잘 지낼 수 있는지가 될 것이다"라고 덧붙였다.

나는 이 의견에 동의한다. 우리가 다른 사람들처럼 한 인간으로서 지역 사회에 받아들여진다면, 더 잘 살아나가고 보다 큰 소속감을 느낄 것이며 그 결과로 지역 사회는 더욱 좋아지리라 생각한다. 사람에게는 누구나 도전 과제가 있다. 마침 나의 과제는 바로 치매다.

간병인으로서의 치매 환자

혼자 생활하는 여성 치매 환자의 수가 증가하고 있는 가운데, 인구학적으로 점점 일반화되어 가고 있는 또 다른 치매 환자들이 있는데 바로 자신이 치매 환자이면서 다른 치매 환자를 돌보는 사람들이다. 치매 진단을 받은 사람들의 수가 증가하면서 일부 사람들에게는 어쩔 수 없이 이것이 현실이 된다. 친한 친구인 아그네스 휴스턴도 그런 경우다.

아그네스를 처음 만난 것은 2015년에 한 회의에서 그녀의 발표를 들었을 때였다. 내가 치매를 진단받은 지 거의 일 년이 되던 때였다. 나는 그녀의 긍정적인 태도와 이 병을 앓으면서도 아직 살아야 할 삶이 아주 많이 남아 있다고 판단하게 된 과정을 듣고 깊은 인상을 받았다. 그때부터 우리는 아주 친해졌고, 우리 둘 다 많은 위원회에서 정기적으로 발표도 하고 활동과 조언도 했다. 아그네스는 치매에 걸리기 전에 집중치료실 간호사로 일했기 때문에, 사람들은 그녀가 자신이 처한 상황에 대비했으리라 생각했다. 그러나 환자를 직업적으로 돌보는 것과 환자가 된 가족을 돌보는 것은 아주 다르다.

아그네스는 2006년에 치매 진단을 받았고, 그녀의 남편인 앨런 역시 몇 년 후에 진단을 받았다. 과거를 돌이켜 생각해본 아그네스는 왜 남편이 더 일찍 진단받지 않았는지 의아해했다. 그는 그녀가 치매 진단을 받았을 때 분명 대처하지 못했고, 그 후 점점 돈 관리를 할 수 없게 되었다(곰곰이 생각해보면 그것이 발현된 증상이었다). 두 사람은 별거하기로 결정했다. 아그네스는 본인도 집에서 지원 인력(도우미)의 도움을 받고 있지만, 앨런이 돌봄 프로그램을 받을 수 있게 지금도 노력하고 있으며 그동안에는 주 간병인이 되어 앨런을 돌보고 있다.

"내가 간호사가 아니었다면, 나는 죽고 앨런은 돌봄을 받고 있을 거예요"라고 아그네스는 말한다. "신체적으로 도움을 받아야 하는 사람을 돌볼 때는 일종의 만족감을 얻을 수 있지만, 치매 환자를 돌보면서 만족감을 얻으려면 엄청나게 애써야 합니다. 앨런은 자신이 위험하다는 사실을 알지 못해요. 자신이 치매에 걸린 것을 말로는 알지만(자신이 두 종류의 치매, 혈관성 치매와 알츠하이머병에 걸렸다는 사실을 아주 자랑스러워해요), 더 깊은 의미에서는 치매를 이해하지 못합니다. 그가 충분히 인지한다면, 자신의 부족함을 알 거예요. 하지만 그는 자기가 하지 못하는 일을 떠올리고 싶어 하지 않아요."

"나는 '간병인'이라는 단어를 좋아하지 않지만, 써야 한다는 것은 알아요. 나는 지금 간병인이자 간호사이자 아내라는 여러 가지 역할을 하고 있어요. 이것을 신체 돌봄, 정신 돌봄, 인지 자극으로 나누어야 해요. 예를 들어 내가 신체적으로 앨런을 샤워하게 할 필요는 없지만, 내가 말하지 않으면 앨런은 샤워하지 않을 거예요. 또 내가 더러운 옷을 빼앗지 않으면 계속 똑같은 옷만 입을 거예요. 특히 앨런은 혼자 살기 때문에 내가 수분 섭취와 음식 섭취를 체크해야 해요. 비록 전자레인지용 음식이 있어도 샌드위치를 만드는 편이 더 쉽다는 것을 알 거예요. 하지만 그는 빵을 덩어리째로 먹을 테고 그건 좋지 않아요. 또 앨런은 내가 자기 말을 들어주길 원한대요. 그가 근사한 치킨 요리를 먹었다고 말하면 나는 '음, 그 치킨은 어디서 났는데? 난 안 갖다줬는데'라고 말하겠죠. 그러면 그는 내가 사왔는데 치매라서 기억을 못하는 것이라고 나를 설득하려고 할 거예요. 내가 쓰레기통을 확인할 때까지 말이에요. 그런 것이 너무 피곤해요."

"어떤 부부든, 한쪽 배우자가 상대의 부족한 부분을 메워주게 될 수 있지만 치매에 걸린 배우자를 지나치게 보살피는 건 상대를 무력하게 만드는 거예요. 예를 들어 앨런은 더 이상 돈의 가치를 이해하지 못하기 때문에 나는 앨런이 신문을 사러 나갈 때 정확한 금액을 주어야 해요. 그냥 너무 복잡해져서 이렇게 생각하게 되죠. '고민할 거 없어. 그냥 신문 배달을 시키면 돼.' 너무 어려우니까요. 하지만 그건 상대 대신에 그 일을 해서 상대를 무력하게 만드는 거예요. 나를 도와주는 사람들(지원 인력)도 날 대신해서 해주려 하죠. 다른 사람이 그렇게 하지 못하게 막으려면 정말 강하게 나와야 합니다. 당신도 모르는 사이에 사람들이 당신에게 장갑을 끼워주거나 모자를 씌워주게 놔두면 당신은 혼자 옷도 못 입게 되거든요. 그렇지만 나는 스스로 해냈어요. 기억하세요. 예약 시간에 맞춰 병원에 가야 한다고 당신이 누군가의 재킷 단추를 채워준다면 그건 그 사람이 가지 못하게 막는 거예요."

"난 앨런에게 싸움을 걸어요. 어느 날엔가 그가 차를 마시다가 갑자기 일어나기에 '여보, 지금 뭐 하는 거예요?'라고 물었어요. 그가 넘어질까봐 놀랐거든요. 그는 말했어요. '사다리를 꺼내려고. 사다리가 거기에 있으면 할 일이 생각날 거야.' 그래서 사다리를 거기에 놓았고 그것 때문에 난 정신이 산만했어요. 그걸 거기에 둘 만한 이유가 생각나지 않아서 결국 이렇게 말했어요. '여보, 이제 사다리는 필요 없잖아요. 이젠 치워줄래요?' 아무도 못 믿겠지만 우린 실제로 시트콤을 찍고 있다니까요."

"내가 앨런에게 해주고 있는 것이 아내가 할 일이라고 생각했어요. 하지만 간병인이자 치매 환자로서 나한테도 필요한 것이 있는데 그것들이 무시되고 있다는 점을 깨달아야 해요. 나는 앨런의 진단 결과에 맞는 돌봄 프로그램을 받고 싶어요. 그러면 내 짐이 가벼워지겠죠. 내가 의료 관리를 다 하지 않아도 되고 그냥 아내이기만 하면 되니까요. 기관에서는 나도 치매 환자라는 것을 감당할 능력이 없어요. 내가 그들의 일을 해주고 있는 거예요."

나는 앨런에게 더 많은 돌봄이 절실하게 필요한 것 외에 두 사람 모두 치매를 앓고 있는 부부에게 도움이 될 조언이 있느냐고 아그네스에게 물었다.

"우리는 부부 모두 치료가 필요해요. 앨런은 앨런대로, 나는 나대로 치매와 싸웠어요. 나는 내 안경의 프리즘을 통해서, 앨런은 본인 안경의 프리즘과 세상을 보는 자신의 방식을 통해서만 볼 수 있죠. 서로 책임을 전가하지 말고 더 잘 이해하기 위해 통찰해봐야 해요. 예를 들어 우리는 사다리를 갖고 싸우는 대신에, 앨런이 '당신이 사다리를 거기에 두면 나한테 도움이 될 거야'라고 말하죠. 나는 우리의 문제가 무엇인지 모르기 때문에 사다리가 왜 거기에 있어야 하는지 모르고, 앨런은 문제가 무엇인지 알고 그 이유를 알지만 그걸 말하지 못할 뿐이에요. 하지만 앨런에게서 이야기를 듣기 위해 충분한 시간을 갖고 다양한 방법을 시도할 수 있다면, 갑자기 알게 될 수도 있죠. 그러면 해결책을 마련할 수 있고 나는 그 사람을 무능력하게 만들지 않아도 되죠. 그러면 스트레스를 많이 덜게 되겠죠."

나는 아그네스가 본능적으로 다른 사람을 돌보려고 할 때 계속해서 자신에게 필요한 것을 먼저 생각해내야 한다는 것이 얼마나 힘들지 상상도 할 수 없다. 보호시설에 거주하는 또 다른 부부를 아는데, 두 사람 모두 치매 환자다. 그 남편이 최근에 병원에 입원했었다. 의사들은 그를 퇴원시키고 싶어 했지만 그 아내는 남편의 퇴원 준비를 하지 못했다. 그녀 역시 치매 환자였기 때문이다. 하지만 의사들은 그 이유를 이해하지 못했다. 뉴질랜드에 사는 또 다른 친구가 치매에 걸렸는데, 그녀는 신체장애가 있는 남편을 25년째 돌보고 있었다. 하지만 그녀는 부부 각자가 다른 방식으로 서로를 돌봐주면서 20년 만에 처음으로 남편과의 관계가 동등해졌다고 나에게 말했다.

모든 관계가 그렇듯이, 여기에도 끊임없는 협상과 기브앤드테이크가 필요하다. 치매는 그 상황에 또 다른 요소를 더할 뿐이다.

3장

여전히 소중한
'의사소통'

아마 전문가들이 우리가 할 수 있는 것에

처음부터 더 집중했다면,

우리의 삶은 진단 시점부터 훨씬 희망적일 것이다.

의사소통을 해야 할 때 말은 얼마나 중요한 것일까? 지금도 딸들이 어렸을 때의 모습이 떠오른다. 아기용 식탁 의자에 앉아 있는 모습, 처음으로 바나나를 한입 먹고 아주 뿌듯해하던 모습 말이다. 아이들은 그럴 때마다 옹알대며 까르륵 소리를 냈다. 나는 알아들을 수 없었지만 모든 엄마가 그렇듯이 잘 알아들은 것처럼 대답해 줬다. 아이들이 좀 더 크고 '네'라는 단어를 배우면서, 내가 질문만 제대로 하면 우리는 여러 시간 동안 대화를 주고받을 수 있었다. 하지만 아이들이 내게서 항상 언어적 대답만 필요로 한 것은 아니었다. 엄마는 자기 방식에 맞게 미소와 끄덕임, 포옹, 웃음으로 아기를 키우면서 온갖 방식으로 아기와 의사소통을 한다.

우리 딸들은 커가면서 이런 비언어적 의사소통을 점점 잘하게 되었다고 증언할 것이다. 운동회 날 달리기에서 전력 질주를 하려는 아이들에게 마음 놓고 뛰라고 운동장 건너편에서 내가 고개만

끄덕여주면 되었고, 높은 담에서 뛰어내리려고 용기를 모을 때 내가 미소를 지어주기만 하면 되는 좋은 때도 있었다. 또한 무슨 일을 하려고 했든지 내가 눈썹을 치켜올리면 허락하지 않는다는 경고로 받아들였고, 내가 아이들 침실 문에서 곁눈질하면 어떤 말다툼을 했더라도 이제 잠자리에 들어야 한다는 것을 알았던 때도 있었다.

의사소통 수단 중에서 언어의 비율은 7퍼센트에 불과하다고 한다. 55퍼센트는 몸짓이고, 38퍼센트는 목소리 톤이다. 돌아가시려는 어머니 옆에 앉았을 때, 우리는 아무 말도 필요 없다는 것을 알았다. 그 순간 어머니 손을 잡았을 때의 느낌으로 할 말은 모두 했다. 내가 어머니 곁에 있으며 마지막 순간에 당신 혼자 있는 것이 아니라는 사실을 어머니가 알기만 하면 됐다.

동물의 세계에서는 말이 필요 없다. 그르렁대며 핥아주고, 이제 막 출산한 어미가 코를 비비는 것으로도 갓 태어난 새끼를 충분히 단속할 수 있다. 그렇다면 인간은 실제의 느낌을 말로 다 표현할 수 없는 경우가 대부분인데도 왜 그렇게 말을 믿는 걸까?

나는 치매에 걸리기 전에는 식당에서 음식이 나오는 사이사이에 대화를 하면서 느긋하게 저녁 식사를 하는 것을 즐겼다. 하지만 이미 설명했듯이, 진단을 받은 후로는 포크와 나이프가 부딪치는 소리와 소음이 시끄러웠고 대화 내용을 이해하지 못하면서 식탁에서 뒤로 물러앉게 되었다. 의자에 기대고 앉아 그냥 듣기만 했다. 내가 침묵했다는 것이 대화에 참여하지 않았다는 뜻일까? 아마 그럴 것이다. 하지만 식탁에 앉아 있음으로써 내가 여전히 그

무리에 속해 있다고 느꼈을까? 확실히 그렇다.

의사소통은 온갖 형태로 이루어진다. 간혹 환자가 치매 때문에 언어 능력이 많이 쇠퇴하고 심지어 아예 말을 못하게 되면 환자에게 말하기를 중단하거나 방문을 중단하고 식탁에 환자를 부르지 않는 사람들이 있는데 이는 잘못된 선택이다. 그들은 비언어적 표현을 전혀 생각도 못하지만, 우리는 평생을 다른 사람과 의사소통하면서 그것을 필수적으로 사용한다. 남편과 아내 사이에 흘끗 오가는 시선에는 천 마디의 의미가 담겨 있고, 힘든 하루를 보낸 그들의 목소리에는 염려가 담겨 있다. 그런데 왜 예전처럼 말할 수 없는 치매 환자는 더 이상 그런 것이 필요하지 않을 것이라고 생각하는가?

요크대학교에서 이루어진 연구에 다른 치매 환자들과 참가한 적이 있다. 지금은 세상을 떠난 마리아 헬레나도 참가자 중 한 명이었다. 마리아는 원래 콜롬비아 출신인데 남편과 함께 참가했다. 그녀는 참가자들 중에서 누구보다도 치매를 오래 앓았지만 우리 못지않게 대화를 즐겼다. 나는 그것을 어떻게 알았을까? 사실 마리아의 언어 능력은 예전과 같지 않았고 계속해서 모국어인 스페인어로 말했다. 하지만 연구자들은 그녀를 안아주고 그녀가 적절한 어휘를 찾지 못할 때도 다른 참가자들과 함께 웃으면서 그녀와 잘 지냈다. 마리아는 그렇게 연구에 기여했고, 그녀가 없었다면 당시 분위기가 달랐을 것이다.

사랑하는 사람을 보러 요양원을 찾은 사람들이 환자가 더 이상 알아보지 못한다는 사실을 알게 되면 당황할 수 있다. 나는 그 사람들의 심정과 그로 인한 고통을 안다. 나 역시 딸들이 똑같은 고통에 직면할 순간이 오는 것이 가장 두렵다. 나는 그것을 전혀 과소평가하지 않는다. 그러나 우리는 모두 언어가 수반되지 않는 방식으로 의사소통을 하며 삶을 살아간다는 사실을 기억해야 한다. 누구나 살면서 상대를 돌봐주거나 안심시키기 위해 비언어적 의사소통만 있어도 되던 때를 생각할 수 있다. 더 이상 내가 대화를 주고받을 수 없다는 이유만으로 누군가가 내게 이야기하는 것을 포기한다고 생각하면 정말 슬프다. 의식이 없는 환자 곁에서 장시간 일하는 집중치료실 간호사에게 갑자기 환자가 개성도, 호불호도, 필요와 욕구도 없는 사람이라고 말해보라.

미국인 친구 한 명은 말하는 능력을 잃었다. 그녀는 저널리스트였기 때문에 그 많은 사람들 중에서도 그녀가 치매 때문에 말하는 능력을 잃었다는 것이 특히 잔인해 보인다. 그러나 두뇌 중에서 키보드를 사용하는 영역은 여전히 아주 활발하게 활동했다. 그래서 지금도 아주 생생하고 감동적인 글을 쓸 수 있지만, 사람들이 듣고 싶어 하는 말은 할 수 없다. 이로써 그녀는 모임에 합류하지 못하고 제외되어야 할까? 그녀의 내면에는 여전히 하고 싶은 말이 너무 많은 것이 분명한데, 그녀의 침묵이 다른 사람들을 불편하게 만드는가? 그녀는 나보다 치매가 더 많이 진행되었지만, 그녀에게 여전히 의사소통 기술이 있다는 것이 내게는 위안이 된다.

겉으로 보기에 그녀는 정신없고 머리가 텅 빈 말 없는 사람처럼 보일 수 있지만, 그녀는 타이프를 치고 종종 그림으로 자신의 기분을 표현하기도 한다. 그녀가 그린 그림을 보면 그녀의 머리에서 맴도는 생각이 아주 잘 연상된다. 우리 생각을 세상에 알리는 수단이 말하기 능력만 있는 것이 아닌데, 그녀가 말을 할 수 없다는 사실이 그렇게 중요할까?

친구인 크리스토퍼 데바스는 슬프게도 지금 치매 후기이며 말하는 능력은 상실했지만, 여전히 합창단에 참석하는 것을 좋아한다. 그가 합창단에 서고 좋아하는 노래의 연주가 시작되면, 그는 일상적인 목소리의 힘이 한 번도 사라지지 않았던 것처럼 노래를 부를 것이다. 그가 자랑스럽게 서서 가슴에서 우러나오는 노래를 할 때, 그의 혈관에는 멜로디가 계속 흐를 것이다.

그 밖에 사람들의 입소문을 탄 감동적인 이야기들이 있다. 예를 들면 알츠하이머병에 걸린 전 프리마발레리나였던 마르타 신타 곤잘레즈(2019년 사망)가 젊었을 때 추었던 차이콥스키의 〈백조의 호수〉 음악을 듣는 영상이 있다. 카메라 앞에서 음악을 듣던 중 그녀의 근육이 음악에 반응했고 그녀는 치매에 걸리기 이전처럼 우아하게 몸을 움직이기 시작했다. 또 치매에 걸리기 전에 피아니스트이자 작곡가로 활동했던 폴 하비(80세)의 이야기도 있다. 그의 아들은 그가 단 4개의 음표만으로 작곡한 정말 아름다운 음악을 녹음했고, 그 음악은 빠르게 아이튠즈 차트의 정상에 올랐다.

그는 〈가디언〉지와의 인터뷰에서 이렇게 말했다. "피아노를 칠 때는 기억력이 좋아요. 내가 했던 일들이 모두 기억납니다. 하지만 텔레비전이나 주변의 다른 것들을 볼 때면 잊기 시작합니다. 그리고 물건들이 제자리에 있지 않으면 좀 당황해요. 그렇게 스트레스를 받으면 가서 피아노를 치죠. 그러면 괜찮아져요."

나는 치매 진단을 받기 전에는 사람은 누구나 재능이 있으며 그 재능이 하룻밤 사이에 갑자기 없어지지는 않는다고 수도 없이 말했다. 모니카는 요크에 있는 모임인 '마음과 목소리'에서 알게 된 친구다. 그녀는 한 시간가량의 줌 통화를 마칠 때 항상 우리에게 피아노를 연주해주는데, 그 아름다운 클래식 곡은 우리를 평화롭게 만들어준다. 치매에 걸리기 전 오랫동안 음악 교사였던 그녀에게 치매를 이유로 멋진 악보를 빼앗는 것은 참 멍청한 짓이다.

현재 내가 말하는 방식은 예전과 다르다. 가끔 녹음된 내 말소리를 들으면 민망하다. 목소리에는 주저하는 기색이 있고, 내 기억에서 사라지는 간단한 단어를 찾느라 말을 잠시 멈추기도 한다. 강연을 할 때는 인쇄된 글을 읽어야 한다. 나는 앞에 메모가 없으면 이야기가 맥락 없이 흘러가고 생각이 산만해져서 주제와 상관없는 온갖 문제로 향하게 된다고 설명하면서 긴 이야기를 시작한다. 이런 행위 자체가 내가 앓고 있는 치매를 보여주는 데 큰 도움이 안 된다면서 비난하는 사람들도 있지만, 그런 경우에는 시간이 아주 제한되어 있기 때문에 나는 언제나 내 모든 말의 요점이 꼭 전달되기를 원한다.

어떤 사람들에게는 예전처럼 말할 수 없다는 데서 오는 이런 좌절이 지나치게 크게 다가온다. 간혹 잡아놓을 수 없는 나비처럼 우리 기억에서 사라지는 그런 말과 생각은 그냥 우리의 심신을 지치게 만들며, 그냥 상황을 받아들이고 침묵을 지키는 것이 더 낫다고 생각될 수도 있다. 나는 이 모든 상황을 이해할 수 있다. '마음과 목소리'에 참석하는 한 친구는 매주 빠지지 않고 참석했지만 늘 침묵을 지켰다. 어느 날 참석자들은 몇몇씩 나뉘어 앉았다. 나는 그 친구와 방 한구석에 앉아 함께 차를 마셨다. 그게 전부였다. 함께 보낸 그 시간 동안 우리는 어느 한쪽이 이야기해야 한다는 압박을 받지 않았다. 나는 그녀가 마음 편안하게 있기를 바랐다. 그녀를 달래서 부끄러워하며 말하게 하려는 대신에 그녀가 즐겁도록 그냥 그 옆에 누군가가 있어주기를 바랐다.

나는 작은 규모의 환경에서 그녀의 자신감이 어떻게 커졌는지를 그녀의 몸짓에서 알아차렸다. 예상치 못하게 나와 친밀한 관계가 되었다는 것을 이해한 그녀는 드디어 한 마디를 내보려고 시도했고, 나는 그녀를 재촉하지 않고 기다렸다. 나는 그녀의 말을 이해하지 못했지만 당혹스러움도 없었고 거북한 순간도 없었다. 단어를 하나하나 다 이해하지 못해도 그게 무슨 상관인가? 더욱 중요한 것은 우리가 함께한 유대감이었다. 그 순간 우리에게는 말 대신에 웃음이 있었다. 다른 사람과 함께 있으면서 말보다도 유머를 통해 더 가까워졌던 순간을 다들 많이 경험해보지 않았는가? 우리도 마찬가지였다. 우리는 둘 다 치매를 앓았지만, 둘 다 이해했고, 그 덕분에 그녀는 걱정할 필요 없이 그냥 있으면 되는 자유를 허용받았다.

누군가와 충분히 많은 시간을 보내면 격언대로 상대의 마음을 읽을 수 있다. 남편이 치매를 앓다가 슬프게도 사망한 친구가 있다. 그 친구는 남편의 표정만 봐도 그가 어떤 기분인지, 하루를 어떻게 보냈는지(좋았는지, 나빴는지) 등을 알 수 있었다고 했다. 환자를 사랑한다면 그의 얼굴에 있는 선과 주름 하나하나를 아주 잘 알 수 있으므로 요양원이나 병원의 직원들은 직관적으로 알 수 있는 것에 더 주의를 기울여야 한다. 나는 간혹, 대개는 악몽에서지만 가끔은 그냥 호기심에서 내가 하고 싶은 말을 하지 못할 수도 있게 되는 때를 떠올려본다. 딸들이 어린 시절 아기용 식탁 의자에 앉아서 나에게 이야기를 하면 나는 그것을 이해하려고 몹시 애썼다. 그때 이후로 우리 사이에는 사랑의 유대감이 단단히 다져졌고, 그것이 치매 후기의 나에게 도움이 되길 바란다. 그때가 되면 나는 더 이상 말을 할 수 없을 것이고 아이들은 내 눈을 보고 내가 무엇을 원하고 필요로 하는지 알 수 있을 것이다.

치매가 후기까지 진행된 환자들이 정말로 무슨 생각을 하는지, 더 이상 말을 할 수 없을 때 정말 어떤 느낌인지 아무도 알지 못한다. 신체 기능이 부전 상태이거나 혼수상태에 있는 환자들이 가끔씩은 주변의 이야기 소리를 들을 수 있는 것처럼, 그들도 여전히 생각을 할 수 있을까? 나도 그렇게 된다면, 나는 가장 사랑하는 두 딸이 내가 아주 잘 아는 목소리로 이야기를 들려주고 나를 어루만지며 내 옆에 있어주리라 생각하고 싶다. 그러면 그들은 비록 나의 언어 능력은 사라져도 그로 인해 내가 얼마나 행복한지 직관적으로 알 수 있을 것이다.

사람들의 비판

전 세계의 많은 분이 내가 운영하는 블로그 'Which Me Am I Today?'를 방문하고 있다. 호주, 한국, 러시아, 멕시코, 미얀마 등 아주 먼 곳에 있는 사람들까지 4천 명 이상이 정기적으로 찾고 있다.

처음 시작은 단순히 내가 매일 하던 일을 기억하기 위한 방법으로 내 기억을 기록하는 것이었고, 지금도 그렇게 기록하고 있다. 나는 운 좋게도 잠자는 동안 내게서 기억을 앗아가는 치매를 앓을 때 내 기억을 계속 기록하는 일이 중요함을 일찌감치 알게 되었다. 그러나 내 병에 대하여 더 많이 알게 되었을 때, 내 블로그에 또 다른 의미가 있음을 깨달았다. 그곳은 많은 아이디어와 정보를 나누는 장소였다. 사람들이 나를 팔로우하고 댓글을 달기 시작하면서, 나는 사람들이 바로 이런 정보를 절실하게 원했고, 필요한 정보를 얻고서 대단히 고마워하는 모습을 보았다.

"웬디, 매일 즐거운 마음으로 당신의 글을 기다린다는 말부터 할게요. 우리 엄마가 치매 초기인 것 같은데, 당신과 달리 엄마는 기억력 검사를 받지 않으려고 해요. 치매에 걸리면 어떤지 알고 싶어요. 그리고 말씀하신 것들 중에 일부는 벌써 엄마에게 사용할 수 있었어요. 이 블로그에 계속 글을 올려주세요. 그 글들을 보며 위로와 영감을 받습니다."

"감사합니다, 웬디. 제가 더 강해지고 정보도 더 많이 얻게 된 것 같아요. 남편이 이제 막 인지장애 진단을 받는데, 그 병에 대해 좀 더 많이 알게 된 것 같아요. 환자와 간병인 모두 아주 힘든 일인 것 같습니다."

"웬디, 아빠와 두 오빠가 모두 치매에 걸렸어요. 하지만 남편과 나는 당신이 쓴 글에 대해 대화를 나눴어요. 이제는 우리

둘 다 진단받게 될 미래가 덜 두렵습니다. 당신은 치매를 경시하지 않고 살아남는 데 필요한 신뢰할 만한 원칙과 기쁨의 순간까지 알려줍니다."

"남편의 알츠하이머병이 많이 진행되었는데, 당신의 경험담을 읽다 보면 이 병의 진행 상황을 이해하는 데 크게 도움이 됩니다."

나는 말을 못하게 되었을 때 블로그에 글을 쓰는 것이 내 마음속의 장애물로부터 탈출하는 방법임을 깨달았다. 어떤 이유 때문인지, 내 생각을 글로 적을 때는 단어가 생각나지 않아서 생기는 좌절감이 없었다. 키보드에서는 어떤 표현을 찾느라 주저하는 일도 없었다. 어쨌든 내 손가락이 키보드 위에서 춤추듯 날아다녔다. 이는 단어들이 보다 유창하게 나왔다는 뜻이다. 초기에 며칠 동안 글을 쓰지 않았던 적이 있었다. 이렇게 일시적으로 글쓰기를 중단하면 손이 쉴 수 있어서 좋으리라 생각했지만, 다시 글쓰기를 시작했을 때 손가락이 어찌할 바를 모르고 움직이질 않았다. 나는 텅 빈 화면을 쳐다본 후 타이핑을 해보려고 했다. 하지만 내가 누른 키들은 아무 의미가 없었다. 글자들이 나타났지만 말이 되지 않았다. 항상 안개를 뚫고 나오게 해준 능력을 상실했다는 것이 무서웠고, 그날부터는 하루도 빠짐없이 타이핑을 꼭 했다.

타이핑은 내가 치매에서 벗어나는 방법이 되었다. 하루 중에서 그 시간에는 화면을 쳐다보고 화면에 나타난 정상적인 문장을 보았다. 그것은 나의 병든 뇌를 압도한 일상의 자유다. 마치 회백질의 뇌가 주요 도로의 교통 체증을 피하기 위해 한적한 시골길을 이용하는 것과 같다. 머뭇대며 말하는 것 때문에 좌절감을 느낄 수 있지만, 타이핑을 할 때는 차분하고 유창하게 표현할 수 있어서 내 생각과 기분에 더 가까워지는 기분이다. 타이핑을 할 수 없었다면, 나는 어쩔 줄 모르고 머뭇거리다가 나 자신을 표현하지 못했을 것이다.

내 블로그를 찾은 사람들은 원고가 없을 때의 나를 보면 분명 놀랄 것이다. 그들은 아마 실제의 나보다 화술이 훨씬 뛰어난 사람을 기대할 것이다. 나 같은 사람들(치매 활동가)이 진짜 치매에 대하여 잘못된 인상을 주고 있다고 생각하는 사람들도 있다. 일부 유명 인사들은 지금까지 소셜 미디어를 통해 우리의 진단을 의심해왔고, 그들의 비난은 우리의 확신에 상처를 주고 파괴적인 힘을 발휘할 수 있다.

알다시피 어떤 주제에 대하여 위험을 무릅쓰고 이야기를 하면 어느 정도 비판을 받는다. 내가 초기에 참석했던 행사들 중 하나가 기억난다. 적은 수의 사람들이 테이블에 둘러앉아 치매와 그것이 그들에게 의미하는 바에 대하여 서로 이야기하고 있었다. 당시는 내가 진단을 받은 지 얼마 안 되었기 때문에 지금보다 더 설득력 있게 말할 수 있었다. 하지만 우리가 테이블을 돌아다니며 말을 했고 내가 하고 싶은 말을 다 했을 때, 또 다른 남자가 자신의 어머니가 '진짜 치매'에 걸렸다고 말하기 시작했다. 그리고 나를 어떤 면에서 치매를 좋게 꾸며내고 있는 사람인 양 쳐다보았다. 사람들이 그렇듯이 그는 이 병이 끝은 물론이고 시작과 중간도 있다는 것을 잊은 듯했다.

나는 치매 진단을 받은 후로 이런 비판을 많이 받았다. 지금도 마음이 약한 날에는 이로 인해 마음의 상처를 받아서 이렇게 '타이핑하는 나'를 숨기고, 비평가들이 원하는 것을 주고 싶은 마음이 든다. 하지만 그들의 비판 댓글은 금세 타이핑에 대한 나의 애정과 필요성에 압도되어 희미해진다.

사람들은 스스로 노력하라고 채찍질함으로써 내가 얼마나 지치는지는 고려하지 못한다. 그들은 내가 무대에서 의사소통을 어떻게 하는지를 보면서 "당신한테는 괜찮은 방법이네요"라고 종종 말했다. 하지만 그 행사에 참석하기 위해 기울이는 수고 때문에 며칠 동안 겪을 지끈지끈한 두통이나, 무엇보다도 그 장소에 도착하기 위해 세우는 계획들은 보려 하지 않는다. 그들은 내가 방금 등장했다고 생각하는 것 같지만, 실제로 내 계획은 몇 주 전부터 시작된다. 행사장에 도착했을 때 좀 더 친숙하게 느낄 수 있도록 경로를 짜고, 가는 길에 지나갈 수 있는 랜드마크의 이미지를 인쇄한다.

사람들은 그들 앞에 나타나기까지 내게 필요한 에너지는 전혀 생각하지 않는다. 그다음 날 기운이 소진하여 침대에 웅크린 채, 무슨 요일인지도 헤아리지 못하는 나는 생각하지 않는다. 하지만 나에게 어떤 선택권이 있을까? 집에만 머물고 아무 말도 하지 않아야 할까? 그러면 사람들 기분이 나아질까? 그들은 내 뇌를 엉망으로 만드는 이 병에 대하여 나에게 듣는 것보다 '전문가'의 이야기를 듣는 것을 좋아할까?

환자의 치매 진행이 전통적인 경로를 따르지 않을 경우, 초기 진단이 정확했는지에 대하여 의문을 제기하는 사람들이 바로 이런 '전문가'들이다. 한 친구는 그런 의심과 비판에 너무 상처를 받아서 다시는 트위터에 접속하지 않았다. 또 다른 친구는 소셜 미디어에서 심하게 괴롭힘을 당해서 자기가 뇌의 놀림을 받고 있는 것은 아닌지 의심이 들어 다시 컨설턴트를 찾아가 또 다른 의견을 구했다. 국민의료보험의 자원과 본인의 감정 에너지가 이런 활동에 낭비되었다. 어차피 결과는 똑같았다. 나도 그런 처지에 있었지만 괴롭힘을 당하고만 있지 않았다. 왜 다른 사람의 호기심을 만족시키고 불신을 불식하기 위해 또 그 일을 겪어야 하는지, 처음에는 상당히 비참했다.

그러나 나는 타이프를 치고 글을 쓸 수 있다는 것이 때로는 나에게 불리하게 작용한다는 것을 안다. 그로 인해 사람들이 내 삶에 대하여 왜곡된 인식을 갖게 되기 때문이다. 그러나 이것은 어쩌면 나름대로 치매의 선물일지도 모르며, 이 병이 허용하는 것이 아주 적다는 점을 감안해서 나는 이 선물을 놓치지 않을 것이다. 키보드 위에서 춤추듯 움직이는 내 손가락과 화면에 뜨는 문장들에 나 역시 다른 사람들처럼 놀랄 때가 종종 있다. 이 분야의 연구들 중에 아주 많은 부분이 기능하지 못하는 내 뇌에서 이 부분이 여전히 기능하는 이유를 설명해주는 연구는 거의 없다. 아무도 나에게 설명해주지 못한다.

아마 전문가들이 우리가 할 수 있는 것에 처음부터 더 집중했다면, 우리의 삶은 진단 시점부터 훨씬 희망적일 것이다. 흔히 전문가들이 주로 보는 환자가 후기 환자들이기 때문에, 초기 환자를 이해하기는 어렵다고 느낀다. 많은 전문가가 이런 지식 부족 때문에 치매 환자에 대하여 그릇된 판단을 내리며, 이는 진단에 대한 의심으로 이어질 수 있다. 환자들은 종종 "이의를 제기하는 사람들이 24시간만 우리 입장에서 생활해보면 생각이 바뀔 것이다"라고 말한다. 하지만 사람들은 그렇게 하지 못한다. 그들은 치매 환자의 실생활이 어떤지, 그 일상생활을 절대 보지 못할 것이다. 하지만 나는 내가 여전히 할 수 있는 한, 계속 그에 관한 글을 쓸 것이다.

언어의 중요성

의사소통에 관하여 우리는 아무리 잘못되었더라도 다른 사람들이 치매 환자를 설명하는 방식을 책임질 수는 없다. 물론 시작은 첫 진단 시점 바로 그 순간에 사용된 언어부터다. 이번 장의 첫 부분에서 말했듯이 글도 중요하지만 이미지와 은유도 중요하다. 그 모든 것이 사람들이 서로 의사소통하는 수단이다.

치매에 걸렸다는 이야기를 처음 들었을 때, 내 마음속에 처음 떠오른 이미지는 병원 침대에 누워 있는 백발의 할머니였다. 거울을 보았다. 거울 속의 여자는 내가 아니었다. 저 여자와 내가 관계가 있을 리 없었다. 이 이미지는 어디에서 왔을까? 애초에 누가 저 이미지를 저기에 두었을까? 우리는 사회나 미디어를 통해 매일 접하는 언어와 이미지로부터 우리도 모르는 사이에 서서히 영향을 받지만 그것을 알아채지 못한다. 이것은 일반 대중의 인식뿐만 아니라 전문가들에게도 영향을 준다. 어쩌면 전문가들이 치매를 진단할 때 그저 새로운 생활 방식으로 초점을 맞추는 대신에 치료할수 없는 말기의 병으로 제시하는 것이 바로 저런 이유 때문인지도 모른다.

치매는 하나의 여정으로 설명될 수 있으나, 진행성 질환이 회복될 수 있는 병이 아닌 경우 그 여정에 대한 설명이 얼마나 정확한가에 대해서는 의문의 여지가 있다. 여정은 묘한 단어다. 나는 그 단어를 사용하는 것을 좋아하지 않지만, 가끔은 그것 말고는 생각나는 단어가 없다. 어쨌든 나는 여정을 즐겁게 시작했다. 나는 정기적으로 레이크 디스트릭트를 방문하는데 이것을 '천국으로의 여행'이라고 설명한다. 여행은 내가 도착하기를 바라는 목적지가 있고 해보기로 선택한 것이지만, 치매는 분명 그렇지 않다.

마찬가지로 치매 또는 중병을 군사 용어로 설명해보자. '싸워야' 할 '전투'는 이기지 못하면 반드시 패배자가 된다는 뜻이다. 그러나 '적'이 진행성 질병일 때는 어떻게 그럴 수 있을까? 이 경우는 정말 지는 전투를 하고 있는 것이다. 대중은 계속해서 우리 치매 환자들이 원하는 최대치가 살아 있는 것뿐일 때 우리가 싸운다고 설명한다. 이런 표현은 환자에게 '참전 의지'가 없을 경우 사람들에게 실패라는 느낌을 줄 수 있다.

예를 들어 내가 삶을 계속 영위하고 치매를 '영리하게 이겨내기' 위해 하는 노력은 일상의 도전이다. 나는 이것이 정말 힘들고 다른 환자들은 받아들이고 싶어 하지 않는다. 그래서 그들은 실패자이고, 나는 투사인가? 아니다. 우리는 그저 이 병에 서로 다른 방식으로 대처하기로 선택했을 뿐이다. 또한 치매를 '사망 선고'로 생각하는 것은 전혀 도움이 안 되지만(많은 사람들이 치매를 그렇게 표현한다는 것을 나도 안다), 아마 초기에는 나도 속마음은 그랬을 것이다. 이런 용어로 치매를 언급하는 것은 부정적 의미를 함축할 뿐이다.

사실은 환자 각자가 자기 마음대로 자신의 상태를 설명할 권리가 있지만 다른 사람들의 의견도 중요하다. 2016년에 발표된 보고서 〈치매에 대한 인식과 묘사의 윤리적 의미(Ethical Implications of the Perception and Portrayal of Dementia)〉의 연구 목표는 언어가 대중뿐만 아니라 치매를 앓는 사람들이 치매를 보는 인식에 얼마나 많은 영향을 미쳤는지를 입증하는 것이었다. 이 보고서는 특정 어휘가 어떤 사람들에게 유용하지만(예를 들어 '여정'은 환자들에게 희망을 주거나 미래를 대처하게 했다), 다른 사람들에게는 공포감 또는 자아 상실로 요약되기도 한다는 것을 인식했다. 보고서에 간략하게 설명된 대로 치매는 항상 진행되고 있다.

시간이 지나면서 여전히 부정적으로 평가되는 질환에서 연상되는 부정적인 의미를 피하기 위해 사용되는 용어가 바뀌었다. 예를 들어 '노망'은 '치매'로 바뀌었다. 용어마다 윤리적 일면을 담고 있는 것처럼 각각의 변화는 새로운 시각을 불러일으키고 촉진시킬 수 있다. 예를 들어 '치매에 걸린 사람'이라는 꼬리표가 붙으면 사람과 용어가 결합되면서 개인적 특

질을 없앤다. '치매에 걸린 사람'은 치매를 앓는 사람이라는 뜻일 뿐이고, '치매를 안고 산다'는 치매를 앓으면서도 여전히 살 수 있다는 의미다.

내가 가장 좋아하지 않는 단어는 '고통'이다. 불행히도 이 단어는 치매를 안고 사는 사람을 설명할 때 '고통받는 사람'의 형태로 가장 많이 사용된다. 나는 항상 여기에 이의를 제기한다. 특히 치매를 안고 사는 사람들을 돌보기 위해 세상으로 나갈 수습 간호사들에게 이야기할 때 그렇다. "내가 고통스러워 보여요?"라고 물으면 그들은 그렇지 않다고 인정해야 한다. 여러분에 대해 그런 식으로 설명된다면, 여러분은 매일매일 그렇게 믿기 시작할 수 있다.

다음은 내 친구들이 말한 언어 사용과 그것의 영향에 대한 내용이다.

"사람들은 고통에 대해, 우리가 할 수 없는 일에 대해 많이 이야기하지만, 우리는 바보가 아니에요. 우리는 전처럼 쉽게 대답하지 못할 뿐입니다. 시간이 걸리고, 어떻게 말해야 하는지 그리고 무슨 대답을 해야 하는지 몰라서 잠시 멍해질 수 있어요. 그 때문에 좌절하게 되고 무서워질 수 있죠. 가족들은 대화를 여럿이 하는 것보다 환자와 둘이서만 하는 것이 훨씬 낫다는 것을 깨달았어요."
"나는 사람들이 빨리 말하면 알아들을 수 없어요. 특히 텔레비전에서 그리고 교회에서 사람들이 많이 있는데, 많은 사람이 이야기를 하면 누가 무슨 말을 하는지 들리지가 않아요. 사람들의 말이 모두 한데 섞여 뒤죽박죽됩니다. 우리는 어리석지도 않고 일도 할 수 있어요. 의료전문가들은 치매 환자를 바꿔보려고 해서는 안 된다는 점을 명심해야 해요. 그 사람들은 진단받기 전이나 후나 똑같은 사람들이에요."

"부정적인 말은 나를 많이 위축시켜요. 아무리 애써봐도 친구들을 볼 때면 알츠하이머병 때문에 내 등에 원숭이가 있는 것 같아요. 친구들을 어렵게 생각해서인지는 모르겠지만, 내가 친구들 무리에 속해 있는 것 같지 않고 그 때문에 슬퍼져서 같이 외출하지 않기 시작했어요. 나였다면 알츠하이머병에 걸린 친구에게 이야기를 하고 우리가 해줄 수 있는 일이 있느냐고 물어봤을 텐데, 아무도 내게 그렇게 해주지 않았어요. 참 이상하죠."

전문가들이 사용하는 말

2019년에 임상심리학자인 던 브루커 교수는 영국심리학회 노인분과의 초청으로 강연을 했다. 그는 강연에서 의료 전문가들이 치매를 바라보는 방식 때문에 자신의 커리어가 바뀌게 된 경험담을 이야기했다. 80대인 그녀는 다음과 같이 말했다.

…전문가들이 사용하는 말은 종종 끔찍했고 부정적인 고정관념과 함축된 의미를 강화시켰습니다…. 마찬가지로 간호

인력들은 노인 입원 병동을 '아기 병동'이라고 불렀어요. 제가 한 일 중에 가장 큰 성취는 내가 속했던 부서의 중요 서비스 명칭을 '중증 정신쇠약 노인'에서 '노인 정신건강서비스'로 바꾼 것입니다.

그녀는 이어서 다음과 같이 이야기했다. "과거에 심리학자들은 치매 환자의 간병인에게 욕구가 있다는 사실은 인식했지만, 치매 환자에게는 정서적 욕구가 없다는 것이 지배적인 태도였어요. 의료 전문가들은 그들이 고통을 느끼지 못한다고 생각했고, 모든 서비스에는 치매가 '육신만 남긴 겉껍데기'라는 의견이 깊게 박혀 있었습니다."

그녀는 치매 진단을 받은 사람의 진짜 모습을 볼 수 있게 해준 톰 킷우드의 연구와 함께 문화적 변화가 시작되었다고 말했다. 킷우드의 치매 케어 모델은 현재도 이용되고 있다. 이 모델은 사랑을 간병인의 업무 중심에 두었을 뿐만 아니라 직업(삶의 목적을 가짐), 위로(걱정과 고통에서 벗어남), 정체성(자신이 누구인지에 대한 관념), 포함(소속감), 애정(안심하고 안전하다는 느낌)의 중요성도 강조했다.

브루커 교수는 킷우드의 모델이 자신이 일하는 방식을 바꾸었다는 점에 동의하고 다음과 같은 말로 강연을 마쳤다. "치매 환자들은 사회 안에서 자신의 생각을 말했지만, 킷우드의 모델은 이 분야 전문가들과 연구자들이 치매 환자들의 의견을 좀 더 적극적으로 듣고 상세히 설명하게 만들었습니다." 그녀는 여전히 갈 길이 멀다는 사실을 인정하면서 이렇게 말한다. "수용될 수 있고 가능한 것에 대한 우리의 열망과 기대가 좀 더 좋은 쪽으로 바뀌었지만, 우리 업무의 중심에 계속 사랑이 있다면 우리는 더욱 쉼 없이 개선할 수 있을 것입니다."

나는 이제는 치매가 정신질환이 아니라 신경질환이라는 사실이 받아들여지길 바라지만, 발생하는 많은 일들 때문에 그런 바람에 의혹이 생기게 된다. 치매는 사람의 정신 건강에 영향을 미칠 수 있지만 그 자체는 뇌의 잘못된 화학작용이 아니라 뇌에 생긴 질병이다. 나이에 상관없이 치매 환자의 관리는 '노인 정신건강서비스'의 소관이다. 따라서 50세에 조기 발병 치매 진단을 받고 80세 치매 환자와 나란히 앉아 있을 수도 있다. 치매가 정신건강과 연관이 있고 불행히도 사회적으로 여전히 정신건강에 대한 커다란 낙인이 존재하기 때문에, 치매 진단을 받으러 가는 것을 원하지 않는 사람들이 있다고 들었다. 그러나 브루커 교수의 강연에서 알 수 있듯이 미미하게나마 점진적으로 진전이 이루어지고 있다.

치매 환자에게 말과 몸짓은 분명히 심리적 효과가 있다. 이 점에 대하여 누구라도, 특히 전문가라면 절대 과소평가하지 말아야 한다. 내가 초기 진단을 받은 후 절망 대신에 삶에 대한 희망을 전해주는 말을 해주는 의사를 찾아 그 신경과 진료실을 떠났다면 나의 사고방식은 얼마나 달라졌을까? 개인자립지급(Personal Independence Payment: 영국의 장기질환자나 장애가 있는 성인에게 주는 복지 혜택-옮긴이) 제도도 마찬가지다. 이 제도는 정부의 재정 지원을 받을 자격이 있는지를 판단하기 위해 우리가 할 수 없는 일에 중점을 둔다. 마치 우리가 가능한 한 활동적인 상태를 유지하려고 하면 불이 익을 주는 것 같다. 바로 그런 이유 때문에 아주 많은 환자가 신청서를 작성하는 데 어려움을 겪는다. 평소에는 할 수 있는 일에 너무 집중한 나머지 할 수 없는 일을 잊는 경향이 있기 때문이다. 그러나 이 제도는 우리가 과업을 감당하기 위해 찾아낸 전략은 검토하지 않고 부정적인 면을 강조한다.

분명 모든 사람에게 맞추는 것은 어려우며, 이는 2016년 보고서에서도 인정하고 있다. "부정적으로 함축된 의미 때문에 치매라고 명명하기가 불안한 경우, 윤리적 측면이 담긴 완곡한 표현이 만들어질 수 있다. 예를 들어 어떤 서비스를 '기억 클리닉'이라고 하면 일부 사람들은 수치스러워하지 않고 찾을 수 있지만, 초기 증상이 다른 사람들은 도움을 구하지 못하게 될 수도 있다."

'기억 클리닉'이라는 명칭에 대해서는 치매가 단순히 기억의 문제만이 아니므로 그 명칭에 내포된 의미가 사람들에게 그릇된 의견을 전해준다고 해서 오랫동안 비판이 있어 왔다. 일부 치매 환자들은 능동적으로 스스로를 '치매로 고통받는 사람'이라고 부르는데, 이것은 그들이 원해서 부르는 것이므로 괜찮다. 그러나 선택은 중요한 것이다. 내가 '치매를 안고 산다'라는 표현을 좋아하지 않는 이유도 똑같다. 몇 년 전에는 '고통' 말고는 다른 말이 없었기 때문에 좋은 생각 같았다. 하지만 그 후로 다른 많은 사람들을 만나면서 그 표현 자체가 모든 사람이 이룰 수 없는 높은 기준을 정하고, 따라서 결국 부정적인 영향을 미칠 수 있다는 것을 깨달았다. 그로 인해 일부 환자들은 앞으로 많은 날들을 그저 쓰레기처럼 보내게 되리라는 점에서 자신이 무능하다고 느끼게 된다. 그렇게 느낀다면 어떻게 잘 살 수 있겠는가?

내가 했던 한 강연에서 전반적으로 아주 슬픈 태도를 보인 한 사람을 만난 기억이 난다. 머리를 푹 수그린 그 모습에서 패배감이 풍겼다. 그는 강연이 끝난 후 나에게 와서 내가 잘되길 바란다고 말했다. 몇 분 동안 이런저런 이야기를 하면서 그도 치매 진단을 받았다고 말했다.

"어떻게 지내고 계세요?"

내가 물었다.

"형편없죠. 당신이 하는 일을 나는 절대 못해요. 나는 너무 늦었어요."

그가 말했다. 이번에는 그의 눈에 슬픔이 찼다.

"왜요? 왜 너무 늦었죠? 제 판단이 틀리지 않았다면 저와 같은 단계인 것 같은데요."

내가 말했다.

"'잘 산다'라는 말이 그냥 싫어요. 잘 살 수 있다는 말을 계속 듣고 있는데, 그럴 때마다 저 자신에게 물어봅니다. 왜 나는 잘 살지 못하지?"

"그러면 새로운 표현을 생각해봐야겠네요. 당신이 나 때문에 슬퍼하기를 원하지는 않으니까요. 치매는 쓰레기 같죠? 저도 상태가 좋은 날도 있고 나쁜 날도 있어요. 제가 생각해볼게요."

나는 그를 안심시켰다.

지금 나는 '자신의 상황에 맞게 살기'를 선호한다. 이 방법은 자신의 환경 또는 재정 상황이 어떻든 모든 사람이 목표로 할 수 있는 것이므로, 그렇게 사는 사람들은 힘들 때 무능하다고 느끼지 않는다. 또한 사람마다 '잘 산다'라는 생각이 다르므로 해석의 여지가 있으며 이것은 치매 같은 질환을 안고 사는 우리 같은 사람들에게도 해당된다. 이 방법이 쉽게 할 수 있는 말이 아니고 전문가들의 마음에 들지 않는다는 것도 알고 있지만, 사실이다. 이 방법은 부담이 적고, 실패의 두려움도 덜하고, 이루지 못할 꿈도 줄어들게 한다. 결국 치매 환자에게는 그것이 가장 좋고, 가장 중요하지 않겠는가.

장애인 취급당하는 경우

세라와 함께 동네의 워크인 클리닉에 갔다. 담당 의사와 예약을 못했기 때문이었다. 기다리는 동안 신발 속 엄지발가락이 욱신거렸다. 세라는 접수대 앞에 서 있다. 접수대 안쪽에 앉은 남자는 쳐다보지도 않고 키보드를 두드리고 있었다.

"몇 분 전에 엄마 대신에 제가 종을 울렸어요." 세라가 말하자 그때서야 남자는 눈을 마주쳤다. "엄마는 치매에 걸리셨고 전화를 사용하는 걸 좋아하지 않으세요."

그 남자가 세라의 형체 너머로 저쪽에 서 있는 나를 바라보았다.

"성함이요?"

그가 세라를 보며 말한다. 세라는 아무 생각 없이 자동적으로 대답했다가 서서히 깨닫고는 뒤돌아 나를 보았다. 내가 대답할 기회를 주지 않은 것에 대한 미안함이 눈에 담겨 있다. 세라는 남자가 나를 좀 더 잘 볼 수 있도록 약간 옆으로 비켜섰다. 우리 세 사람 사이에 말이 아닌 눈빛이 오갔다.

"생년월일은요?"

그 남자가 묻는다. 내가 목청을 가다듬고 입을 열어 대답하려는 순간, 그의 시선은 다시 세라를 향했다. 세라는 나를 쳐다보고, 내가 대답했다. 방금 그의 얼굴에 나타난 것은 놀란 표정이었을까? 아니면 내가 지나치게 예민한가 보다. 그가 다시 세라를 쳐다보며 말한다.

"그래서 어디가 불편하신가요?"

나는 틀리지 않았다. 가슴 깊은 곳에서 한숨이 나왔지만, 너무 피곤하고 발이 아프다. 이번에도 내가 직접 알려줄 기운과 인내심이 있는지 궁금하다. 하지만 그럴 상태가 아니었기에 세라에게 고개를 끄덕였다. 허락의 의미이기도 하고, 그 아이가 거기에 있어서 그리고 나보다 빨리 설명할 수 있어서 고맙다는 표시이기도 하다. 일단 간호사를 만나면, 그때부터는 내가 설명할 수 있다.

그렇게 우리는 다른 사람들과 함께 딱딱한 플라스틱 벤치에 앉아서 기다렸고 우리 차례가 되었다. 처음에는 모든 것이 순조롭게 진행된다. 나는 책상 앞에 앉고, 맞은편에는 풀 먹인 하얀색 유니폼을 입은 간호사가 있다. 간호사가 질문을 나에게 하지만, 순간적으로 세라를 쳐다보는 것을 알아챘다. 마치 중간 중간에 내 말이 맞는지 확인하는 것 같다.

"그러면 이 발을 볼까요?"

그녀가 유쾌하게 말한다. 내가 신발을 벗으려고 몸을 굽히면서 우리 둘의 머리가 거의 부딪칠 뻔했다.

"아, 도와드리려고 했어요."

그녀가 말한다.

"양말은 내가 벗을 수 있어요. 고마워요."

나는 공격적으로 말하지 않으려고 애썼다. 그녀는 진찰을 마치고 '악화되다가 나아질 거예요. 더 빨리 왔어야 했는데'라며 중얼거렸다. 간호사가 된 지 얼마 안 된 세라가 의학 용어 약어를 써가며 함께 대화해서 나는 두 사람이 잠시 이야기를 하게 두었다. 그러다가 진료가 끝났다는 것을 깨달았다. 간호사가 나를 향해 돌아선다.

"다시 양말 신겨드릴까요?"

그녀는 마치 어린아이를 대하듯이, 내가 상냥하고 유쾌하게 설득해야 하는 사람인 것처럼, 무력한 사람인 것처럼 말한다. 나는 아무 말도 하지 않고 양말을 집어들었다. 그리고 내가 양말과 신발을 제대로 다시 신을 수 있다는 것을 그녀에게 입증해야 하는 것처럼 이번 한 번만이라도 손을 더듬거리지 않으려 애썼다. 손가락이 실수하자 화가 났지만 결국 신었고 우리는 일어나서 진료실을 나왔다. 하지만 그 안에서 나는 정황상 그리고 그녀의 말과 어조, 행동에서 어쩐지 장애인이 된 듯한 느낌이었다.

나는 대리인과 함께 응급실에 도착했는데, 내가 말을 할 수 있는지 또는 실제로 신발을 벗었다가 다시 신을 수 있는지에 대한 그들의 섣부른 가정 때문에 무력감을 느꼈다. 왜 그들은 우리를 하나의 부류로 분류하는가? 왜 그들은 우리를 어린아이 취급하는가? 왜 그들은 우리가 할 수도 있는 일이 아닌 할 수 없는 일에 초점을 맞추는가? 왜 그들은 환자를 진단명 대신에 한 사람의 개인으로 보지 않는가? 왜 의료 전문가들은 진부한 말과 고정관념에 의존해서 자주 틀리는가?

치매에 대한 서술

요즘에는 치매가 예술과 소설에서 자주 그려지지만, 책과 텔레비전에서 표현되는 것이 항상 정확하지는 않다. 또한 일반 작가 또는 시나리오 작가들은 메시지를 청중에게 빨리 전달하기 위해 흔히 진부한 표현에 의존할 수 있다. 대개 이런 서술들은 치매 진단을 받았지만 환자에게는 살아야 할 날이 많다는 사실은 잊은 채, 치매 말기나 이 병의 빨라진 경로에만 초점을 둔다. 가장 정확한 설명을 위해서는 다양한 단계에서 치매를 진단받은 사람들을 관찰하는 것이 좋을 것이다. 하지만 2016년 보고서는 다음과 같이 서술한다. "영화와 미디어 연출가들은 치매를 정확하게 서술하려고 하지 않는다. 그들은 오락과 서스펜스, 극적인 효과를 주기 위해 어느 정도 충격을 주는 데 관심이 있다. 그들은 특정한 예술적 파격에 몰두한다…."

이것은 내가 TV 병원 드라마 시리즈인 〈캐주얼티(Casualty)〉에서 조언 요청을 받았을 때의 경험이었다. 이 프로그램의 작가들은 더피 간호사(주요 등장인물 중 하나)가 치매 환자라는 내용을 그리고 싶어 했다.

내 회고록이 발표된 후, 연출가들이 나와 '치매 UK', 내 친구 수지 웹스터(그녀의 어머니가 치매를 앓고 있었다)에게 치매 환자 몇 명을 소개해달라고 연락을 해왔다. 나는 먼저 런던에 있는 스토리 에디터들을 만나서 요크셔 티를 마시며 프로그램에 넣을 개연성 있는 줄거리와 기획안에 대하여 논의했다. 그들은 많은 메모를 하면서 질문도 많이 했다. 그들은 주제에 대한 조사를 철저하게 열심히 하는 것 같았고 듣고 배우면서 제대로 알고 싶어 했다. 그렇지만 대본을 받아보니 기획의 방향이 틀어졌다는 것이 분명했다. 상황이 바뀌었고(텔레비전에서처럼 내가 발견했다), 이제는 다른 작가진이 애초 논의했던 것과 완전히 다른 방향에서 스토리라인을 끌고 가고 있었다.

바뀐 작가들은 더 이상 내 제안을 고려하지 않고, 오히려 내가 피하려고 했던 진부한 이야기에 의존한다는 느낌이 들었다. 내가 그 스토리라인에 관여한다면 더피 간호사의 치매에 대한 서술이 무엇보다도 정확하게 나와야 한다고 생각했기 때문에 더 이상 그들과 작업할 수 없다고 판단했다. 내 조언이 받아들여지지 않은 프로그램의 크레디트에 내 이름을 올리는 것으로 치매를 올바로 알리기 위해 애써온 내 모든 노력을 무효로 만들 수는 없었다. 나는 낙담하여 그 자리에서 물러났다. 하지만 몇 개월 후 편집자로부터 다시 연락이 왔다. 상황이 또 바뀌었고 이번에는 작가들이 내 말을 들을 것이라고 에디터는 자신했다. 우리가 다시 만났을 때, 바로잡아보려는 그들의 열띤 열망이 새롭게 느껴졌다. 대본이 도착하기 시작했고, 내 생각과 의견이 대본에 반영된 것을 알 수 있었다. 나는 치매에 대한 경험이 사람마다 다르기 때문에 대본을 모든 사람에게 맞출 수 없다는 것을 알았지만, 그래도 어딘가에서 시작을 하긴 해야 했다.

　그 프로그램이 방송되었을 때 모두 보지는 못했다. 어떤 부분은 적절하지 않은 것 같았다. 특히 어떤 치매 환자에 대한 묘사에서 미묘한 몸짓과 표정이 어울리지 않았다. 이해를 돕기 위해 해당 여배우를 만날 수 있다면 좋겠다고 생각했다. 열혈 시청자인 세라는 종종 내 의견이 반영된 것이 분명한 부분이 나오면 나에게 문자 메시지를 보냈다. 하지만 그것들은 아주 드물었다. 결말은 극적이었지만, 시청자들이 치매에 대하여 새로운 사실을 알게 되었다기보다는 이미 아는 내용을 재확인함으로써 그들의 취향을 만족시킬 계획이었다는 느낌이었다.

　내 기억이 맞는다면 마지막 장면에서는 예전의 간호사 시절로 회귀한 더피가 유니폼을 입은 채 추운 날 야외에서 죽어가는 모습이 그려졌다. 나는 이 장면이 시청자들에게는 이미 머릿속에 박힌 모든 고정관념을 확인시켜주면서 정서적 동조를 제공했다고 확신한다. 진부한 표현과 고정관념에 도전하는 것은 어렵다. 그런 것들이 드라마에 들어가는 이유는, 특히 메시지를 시청자들에게 간략하게 전달해야 하는 짧은 TV 드라마에서 효과가 있기 때문이다. 하지만 우리 각자는 다른 환자들에 대하여 정확하고, 편중되지 않고, 정중하게 묘사해야 하는 책임이 있다. 아니면 적어도 치매에 걸린 우리는 그렇게 요구해야 한다.

　뉴스와 미디어 기관들은 아직도 갈 길이 멀다. 치매 환자를 '고통받는 사람'으로 서술한 헤드라인 뉴스를 얼마나 많이 보았는가? 이를 다루기 위해 나는 〈치매 용어 문제: 치매 관련 언어의 가이드라인)에 대한 '치매 환자의 사회 참여와 역량 강화 프로젝트(De-mentia Engagement and Empowerment Project, DEEP)'에서 스무 명의 친구들과 함께 작업을 했다. 우리는 치매를 안고 살아가는 사람으로서 사람들이 우리를 설명할 때 사용하는 용어가 사회는 물론 우리가 자신을 바라보는 시선에 어떤 영향을 주는지에 대하여 누구보다도 잘 안다. 그래서 우리는 치매 환자들에 대한 기사를 쓰는 저널리스트와 기관, 보도 부서를 위해 이런 가이드라인을 만들었다. 우리는 치매 환자가 듣자마자 움찔하게 되는 단어는 절대 사용하지 말아야 한다고 결론지었다. 예를 들면 고통받는 사람, 정신 착란, 노망, 짐, 희생자, 재앙, 전염병, 인류의 적, 산송장 같은 표현이다.

우리는 독자의 관심을 끌기 위해 특정 단어가 헤드라인에 사용된다는 사실을 인식했다. 하지만 이것이 고정관념과 진부한 표현과 부정적 이미지를 조장시킬 뿐이라는 점을 알았고, 그래서 그런 단어를 선정적으로 사용하지 말아 달라고 요구했다. 이는 사람들 사이의 이해를 높인다는 측면뿐만 아니라 치매가 의심되는 사람들이 그 낙인이 찍혔다고 느끼지 않고 두려워하지 않게 하는 데 중요하다. 우리가 강조할 수 있는 확신이 크고 치매를 안고 사는 사람들에게 보여줄 수 있는 것이 더 많을수록 모두에게 더 좋다. 언젠가는 신문 편집인 본인도 그렇게 될지 모르니까.

언어 없는 의사소통

치매 진단을 받으면 사회적으로 낙인이 찍히기 때문에 진단받은 사실을 공개하고 싶어 하지 않는 사람들이 있다. 그런 사람들은 언어를 적절하게 사용할 수 없거나 아예 말을 하지 못할 수도 있다. 또 일부는 자신들이 매일 겪는 어려움을 설명해야 하는 것이 싫지만, 치매처럼 눈에 보이지 않는 장애를 안고 침묵을 이해받기가 항상 쉽지만은 않다. 그럴 때, 우리에게 좀 더 많은 시간 또는 인도해주는 손길이 필요하다는 사실을 사람들에게 알려줄 수 있는 분명한 신호가 있다는 것이 감사하다. 하지만 눈에 안 보이는 모든 장애가 있음을 인식시키는 상징이 된 선플라워 랜야드(줄에 해바라기가 그려진 카드 목걸이 착용은 눈에 안 보이는 장애가 있으니 도움이나 지원이 필요하다는 것을 알리는 표시다-옮긴이)도 논쟁을 일으켰다.

선플라워 랜야드는 공항에서 선의로 고안된 아이디어로, 이것을 착용한 사람이 있으면 공항 직원들은 추가 도움을 제공하기 위해 대기하게 된다. 이 아이디어는 공항의 출발 라운지에서 외부로 퍼져나가서 상점, 정부 청사, 기차역, 시내 거리로 확대되었다. 이 줄은 우리 같은 치매 환자뿐만 아니라 눈에 보이지 않는 장애가 있는 누구라도 시간이 더 필요하다는 것을 알리는 데 사용된다.

나는 도움이 필요할 수도 있음을 강조하는 줄을 착용하지 않아도 되고, 누구나 사람들의 이해를 받으며, 쇼핑할 때 좀 꾸물대도 내 뒤에 줄 선 사람들이 쯧 하고 혀를 차지 않는 사회에서 살고 싶다. 하지만 우리는 꿈같은 세상에서 아주 멀리 떨어진 곳에 있으며, 그곳에 도달할 때까지는 선플라워 랜야드처럼 단순한 것에 만족해야 할 것이다. 모든 사람이 다 강하고 자신감이 있으며, 자신의 필요나 권리를 분명하게 진술하는 언어 능력을 갖추고 있지는 않다. 어떤 사람들은 이런 줄을 착용해야 자신 있게 세상으로 나갈 수 있고 사람들의 이해를 훨씬 많이 받는다는 것을 안다.

나는 영국의 이곳저곳을 광범위하게 여행하며 독립성을 유지하기 위해 최선을 다하고 있다. 그리고 기차역에서 일하는 직원들 중에는 플랫폼에서 누군가가 낑낑대고 있다는 징후나 미묘한 혼란의 단서를 포착하지 못하는 이들도 있다는 사실을 직접 겪어서 알고 있다. 가끔 랜야드를 착용하고 있으면 도움이 필요 없을 때도 미소를 띤 승무원이 다가와 도움이 필요하냐고 물어본다. 하지만 랜야드의 진가는 나의 상태가 안 좋은 날에 더 자주 발휘된다. 나처럼 기차를 정기적으로 이용한다면 사실 그런 일이 아주 자주 있을 것이다. 기차가 취소되거나 운행 경로가 갑자기 바뀌면 내 뇌가 곧 폭발할 것 같은 느낌이 든다.

한번은 나의 낙원인 케직으로 돌아오는 길에 그런 일이 일어났다. 평소처럼 멋진 여행이었지만, 집으로 돌아오는 길은 점점 상황이 나빠졌다. 먼저 기차가 취소되었다. 나는 허탈한 심정으로 어쩔 줄 모르고 플랫폼에 서 있었다. 대안을 생각해낼 수 없었다. 그때 매표소가 눈에 들어왔다. 그래서 그냥 그곳으로 가서 어떻게 해야 할지 물었다. 거기에 있던 승무원은 유쾌한 사람이었다. 착용하고 있던 선플라워 랜야드가 또다시 나를 구해주었다. 그 줄을 내려다본 승무원은 나를 향해 활짝 웃고는 자세하게 기재된 두 가지 옵션을 인쇄하여 나에게 주었다. 그는 걱정하지 않아도 되며 누군가가 도와줄 것이라며 나를 안심시켰고, 그 미소와 위로의 말이야말로 그 순간 나에게 정말 필요한 것이었다.

그다음 문제는 노선 변경이었다. 그 말은 내가 또 다른 변경을 해야 한다는 뜻이었고, 내가 항상 의지하던 예약 좌석이 없다는 뜻이었다. 일단 계획에 없던 역에 도착한 나는 차부터 한 잔 마시고 어찌할 바를 모른 채 그냥 벤치에 앉았다. 플랫폼에 도착했을 때의 나는 분명 완전히 얼빠진 모습이었을 것이다. 그때 승무원이 나에게 다가와 괜찮으냐고 물었다. 그녀의 시선이 내가 걸고 있는 선플라워 랜야드로 향하는 것이 보였다. 노란색과 녹색의 해바라기 패턴을 보는 것만으로 대화는 충분했다. 나는 열차에 예약 좌석이 없다고 말했고 그녀는 빈자리가 있을 객차를 타려면 어디에서 기다려야 하는지 정확하게 알려주었다. 내 여행은 재앙이 될 수도 있었지만 미묘한 상징 표시인 랜야드 덕분에 전혀 모르는 사람의 도움을 받을 수 있었다.

그러나 랜야드를 착용해야 한다는 생각에 동조하지 않는 사람들이 있다. 그들은 랜야드가 우리를 무력하게 만들거나 장애를 강조해서 우리가 도리어 이용당할 수도 있다고 생각한다. 그러나 우리는 자신이 치매에 걸렸다는 사실을 강조하는 것이 아니다. 랜야드는 그저 우리에게 눈에 안 보이는 장애가 있다고 알릴 뿐이며, 내 경우를 보면 여기에는 단점보다 장점이 더 많다. 일반적으로 우리 같은 치매 환자들은 우리를 이용할 수 있는 타인에게 늘 노출되어 있다. 특히 나처럼 치매에 대해 정정당당하게 이야기하는 사람은 이용당하기 쉽다. 또 우리의 장애가 강조되면 두 개의 계층이 있는 사회 체제가 만들어질 위험이 있다고 걱정하는 사람들도 있다. 이 체제는 치매 환자를 일반인과 구별시켜서 서로 어우러지지 못하게 하며, 더 많은 비판을 받게 만들 것이다.

물론 개인 각자가 랜야드를 착용할지 말지를 선택할 수 있다. 그러나 더 안전하고, 더 많이 여행할 수 있고, 지역 사회로 나가기 위한 준비를 더 잘 할 수 있어서 착용하기로 선택했다면, 그것 때문에 기분 나빠하지 말아야 한다. 이 논란이 격렬했을 때 한 친구가 트위터로 내게 이렇게 말했다. "랜야드는 교육 도구야. 그것으로 대화를 시작할 수 있어." 그리고 우리가 이미 인정했듯이, 대화는 태도를 바꾸는 가장 좋은 방법이다.

소셜 미디어

이런 종류의 논란이 트위터에서 격렬해지는 것은 흔히 있는 일이며, 앞에서 말했듯이 위험을 감수하는 것은 어려울 수 있다. 이제 나는 예전처럼 편하게 대화하지 못한다. 특히 여러 사람과 함께 하는 대화는 더 어렵다. 하지만 소셜 미디어 덕분에 그것이 다시 가능해졌다. 치매 진단을 받은 후 트위터를 처음 접했던 때가 기억난다. 그냥 앉아서 전 세계 사람들 사이에서 소통과 대화가 바쁘게 이루어지는 이 조용한 세계를 지켜보았다. 다른 시간대에 사는 사람들이 가입하고 논쟁에 참여할 수 있었다. 여러 나라의 치매 환자들은 서로의 경험담을 공유할 수 있었다. 우리는 어떤 것이 어디에 효과가 있는지, 어떻게 해야 그것을 자기가 사는 곳에 갖고 올 수 있는지를 파악할 수 있었다.

예전이나 지금이나 트위터는 우리가 아이디어를 교환하고, 서로의 사기를 올려주고, 지원을 해주는(어쩌면 그냥 웃어주는) 장소다. 과감하게 첫 트윗을 올린 지 한 달 만에 나는 트위터에 푹 빠졌다. 완벽한 침묵 속에 앉아 평범한 현실에서는 절대 만나지 못할 사람들과 대화를 할 수 있었다. 친구들을 사귀고, 많은 것을 공유하고 배웠다. 눈에 안 보이는 장애가 있는 나 같은 사람에게 트위터는 플랫폼이 된다. 나에게 발언할 기회를 주고 사람들의 마음을 변화시킬 수 있다. 간단히 말해서 트위터 덕분에 치매 환자(또는 다른 소수 집단)는 테이블에서 한 자리를 차지할 수 있게 되었다.

나는 엑서터대학교와 함께하는 연구들에 참여했다. 연구자들은 우리 같은 치매 환자들이 트위터를 어떻게 사용하고, 이 온라인 세계에서 어떤 아이디를 만들고, 스스로 무엇을 홍보했는지 이해하고 싶어 했다. 연구자들이 분석한 계정들 가운데는 내 것도 있었다. 그들은 전체적으로 나와 내 동년배 사람들이 트위터를 사용하여 치매에 대한 긍정적인 메시지는 물론 포용책의 필요 인식과 변화를 위한 정치적 로비에 필요한 메시지를 전달하고 있다는 것을 알아냈다. 연구 보고서는 "그들은 집단행동을 통해 치매에 대한 인습적인 가정에 이의를 제기하고, 환자들의 생활에 영향을 주는 관행과 정책에 영향력을 행사하며, 치매에 대한 사회적, 정치적 이해를 높이는 데 기여할 수 있다"고 말한다.

이렇게 말하면 멋지게 들리지만, 실제로 이면에서 나와 많은 친구들은 그 결과 사실상 무슨 변화가 있는지 자문하고 있다. 사실 진전 속도가 너무 느리게 보일 수 있고 우리는 그 모든 형식적인 절차에 들일 시간이 없다. 내가 아는 것은 트위터를 사용하는 우리 같은 치매 환자들은 동료 팔로어들을 제2의 가족이라고 부른다는 점이다. 다수일 때 안전하다는 사실을 알기 때문에 우리는 다른 사람들에게도 가입을 권한다. 우리는 서로 보살피며, 특히 우리가 비판을 받을 때는 다른 사람들도 우리를 돌본다는 사실을 안다.

"트위터를 통한 옹호 활동이 오프라인 활동을 대체하고 있는 것 같지는 않지만, 트위터는 치매 대변자들이 더 많은 사람들과 메시지를 나누고 치매에 대한 대중의 인식에 이의를 제기할 수 있는 또 다른 플랫폼 역할을 하고 있다"고 보고서는 말한다. 우리가 영향을 줄 수 있다는 것 외에, 이 플랫폼이 우리 마음에 드는 이유는 트윗 글자 수가 140자로 제한되어 있어서 메시지가 간결하기 때문이다. 우리는 문장이 길어지면 읽지 못하는데, 트윗은 내가 이해하고 이용할 수 있다.

보고서는 치매 활동가로서의 우리의 집단 활동이 정치인과 로비 단체 같은 중요 인사들의 관심을 끌었다는 의미임을 인식했다. 하지만 다른 소셜 미디어 플랫폼에 있는 치매 환자들에게서는 이런 수준의 정치적 참여가 분명하게 드러나지 않았다. 이 사실은 트위터의 독특한 정치성을 강조하며, 다른 만성질환자와 일반 대중이 트위터를 사용하여 정책 결정에 영향을 주고 사회적 이슈에 관심을 끌게 한다는 이전 연구 결과와 일치한다.

나는 종종 트위터를 사용하여 친구들을 연구에 참여시킨다. 마찬가지로 연구자들도 자신의 연구를 홍보하고 참가자를 확보하기 위해 적극적으로 나를 찾는데, 내 트윗의 도달 범위가 그들보다 넓기 때문이다.

보고서는 우리 치매 환자들이 '사회 운동 장려'를 위해 트위터 플랫폼을 사용하는 방법에 대하여 검토했다. 그러나 우리가 할 수 있다는 사실은 종종 우리에게 불리하게 이용될 수 있다. 앞에서 설명한 것처럼, 트위터에는 우리가 받은 진단에 의문을 제기하거나 우리가 '자기 선전'을 한다며 비난하는 글을 올리는 사람들처럼 어두운 면이 있지만, 고맙게도 그들은 소수다. 우리가 언론의 자유를 정말로 믿는다면 아마 우리는 그것을 받아들여야 할 것이다. 트위터 덕분에 치매 환자들은 서로 연결될 수 있으며, 그 연결은 의사소통을 하고 원하는 사람들을 교육하는 가장 좋은 방법이 될 것이다.

나는 치매를 안고 살아갈 때의 긍정적인 점에 초점을 두는데, 이것은 연구자들의 연구 결과와도 일치했다.

이 연구에서 분석한 모든 트윗의 지배적인 이야기는 행동주의와 잘 지내기다. 그 외에 증상 때문에 힘겨운 사람들의 이야기 같은 것들은 데이터에서 눈에 띄게 누락되었다. 트윗에 부정적 경험이 부족한 것은 치매를 안고서도 잘 지내고 트위터로 상호작용할 수 있는 환자들이 선택한 인위적인 결과일 수 있다. 이런 결과는 그들 생활의 부정적인 측면을 다룬 트윗이 이의를 제기하려는 고정관념을 더 영속시킬 수 있으므로, 계정주가 사회를 변화시키기 위해 트위터를 사용하였기 때문일 수도 있다.

    나는 상태가 나쁜 날을 강조할 때도 트위터를 사용한다. 그렇게 하지 않으면 우리가 치매의 모든 면을 밝히지 않는다는 비판을 더 많이 받게 되기 때문이다. 또한 나쁜 날이 좋은 날보다 많은 환자들에게도 공평하지 않다. 다른 환자들이 정직하지 않으면 왜 자기만 나쁜 날이 그렇게 많은지 자신에게 묻게 되기 때문이다. 나는 여행안내가 필요했을 때 트위터를 안내 데스크로 사용하기도 했다. 기차가 취소되는 등 일이 생겼는데 딸들이 도와줄 수 없을 때, 당황해서 트위터에 접속하면 멋진 팔로어들이 집에 올 수 있는 도움의 제안을 올려주었다.

    엑서터대학교 보고서는 트위터 같은 온라인 커뮤니티를 이용하면 치매 환자들이 지원을 받을 뿐만 아니라 소셜 미디어 플랫폼 회원들이 "치매 환자의 정체성을 회복시키고, 사회적 관계를 마련해주며, 흔히 진단에 따른 고립감과 외로움을 잠재적으로 줄이는 데 도움이 될 수 있다"는 결론을 내렸다.

    그러나 이를 위해서는 이런 사이트를 구축할 때 기술 회사가 관여해야 한다. 예를 들어 이런 장애인들이 사이트를 쉽게 탐색할 수 있는지, 보안 시스템이 복잡하지는 않은지 등을 확인해야 한다. 대개는 기술 회사가 대중에게 조언을 구하는데, 당연히 치매 환자는 포함되지 않는다. '사용 안내' 영상이나 간편한 그림 설명, 오디오 설명 등을 추가하면 사람들이 복잡한 웹 페이지에서 훨씬 쉽게 방법을 찾을 수 있을 것이다. 어린이용 사이트는 간단하고 직관적으로 만드는데, 성인용도 그렇게 만드는 것은 어떨까?

줌(Zoom)은 내가 동료들과 연락할 수 있는 또 다른 플랫폼이다. 매주 우리는 편안한 거실에 앉아 여자들끼리만 'Zoomettes' 모임을 하는데, 이 모임은 아주 편안하고 도움이 된다. 모이는 사람들 중에 일부는 대화할 기분이 아닌 때도 있지만, 머릿속에 안개가 낀 날이었던 사람들도 접속하여 평소의 자기 모습 그대로 있을 수 있다. 모임의 다른 사람들도 상태가 나쁜 날에 어떤 기분인지 정확하게 알기 때문이다. 한 친구는 너무 지쳐서 대화에 참여할 수 없을 것 같아 그냥 기대고 앉아서 듣기만 하겠다고 했는데 이내 다른 사람들과 함께 웃고 있었다며, 어떤 병이든 그 모임은 정말 최고의 약이라고 말했다.

기술

위에서 강조한 것처럼 치매 환자를 위한 기술은 목적에 맞고 사용과 설정이 쉬워야 한다. 그렇지 않으면 좋은 아이디어라도 금세 실패할 수 있다. 친구인 아그네스가 해준 이야기가 생각난다. 어떤 회사가 치매에 걸린 남편을 위한 생명줄을 설치하러 와서는 남편이 알아야 할 모든 사용법을 빠르게 줄줄 읊었다고 한다. 하지만 5분 후 그들이 떠나자, 남편은 내용을 전부 잊어버렸고 이 새로운 기술의 사용법에 대하여 전혀 알지 못했다.

이제 아이패드와 아이폰은 내가 세상으로 나가는 문이고, 언제나 내 옆을 지키는 친구다. 나는 무언가를 기억해야 할 때면 바로 휴대전화기에 설정해놓는다. 늘 띵 하는 알림 소리가 나는데, 식사 기억하기처럼 매일 울리는 것도 있고, 기분이 좋지 않은 친구 확인하기처럼 일회성으로 울리는 것도 있다. 해야 할 일이 생기거나 산책하러 나갈 경우, 나는 바로 휴대전화기에 집에 갈 시간을 알리는 알림을 설정해놓는다. 그렇지 않으면 아무 생각 없이 계속 걷기만 할 것이다.

기술은 나의 두 딸에게도 하늘의 선물이라는 것이 입증되었다. 아이들이 내 전화기에 설치된 위치 추적을 켜면 그것이 양방향으로 작동하여 내 위치를 나에게도 알려주기 때문에 내가 어디에 있는지 걱정할 필요가 없다.

내 휴대전화기에는 삶을 침착하고 쉽게 살아가게 해줄 수 있는 앱이 많이 있다. 예를 들어 기차 앱 덕분에 나는 좋아하는 여행을 제약 없이 계속할 수 있었다. 내가 갈아타야 할 기차가 지연될 경우 알림을 보내주고, 어떤 플랫폼에서 기다려야 하는지를 알려주기 때문이다. 런던 지하철 앱은 나한테 필요한 역과 노선을 알려주기 때문에, 여러 가지 색으로 그려진 구불구불한 노선도를 눈을 부릅뜨고 보지 않아도 된다.

알렉사(아마존에서 제작한 AI 스피커-옮긴이)는 또 하나의 정말 좋은 친구다. 약을 먹으라고 알려주는 역할을 주로 하지만, 그것보다 훨씬 좋은 점이 있다. 내가 계단에서 자꾸 넘어졌을 때 알게 되었는데, 알렉사에게 위층에 불을 켜달라고 외치면 불이 켜진다는 것이다. 또 침대에 편안하게 있으면서 아래층 주방에 있는 주전자의 물을 끓이게도 할 수 있다. 아침에 느릿느릿 아래층에 내려가면 이미 작동하기 시작한 전기주전자의 물 끓는 소리를 들을 수 있다. 하지만 다른 많은 친구들처럼, 알렉사와 나 사이에도 의사가 잘 전달되지 않는 일이 생긴다. 간혹 알렉사가 더듬더듬 말한 내 명령을 이해하지 못해서, 내가 전기주전자를 켜라고 했는데 날씨 예보를 알려준 것처럼 말이다.

그럴 때 나는 눈동자를 굴리며 말한다.

"그냥 내가 할게."

알렉사는 이해하지 못하는 것에 대해 뭐라고 중얼거리고, 우리는 헛수고만 하다가 어느 한쪽이 포기해버리는데 그것이 보통은 나다.

내 친구들 중 다수가 알렉사를 갖고 있고, 다들 치매를 앓으며 그럭저럭 살아가는 데 알렉사가 도움이 된다고 생각한다. 하지만 줌 통화에서 알렉사를 칭찬할 때는 별로 도움이 안 된다는 것을 알게 되었다. 어느 날 우리 모두 알렉사를 칭찬하고 있을 때, 자신의 이름을 들은 알렉사가 '귀'를 기울였고 갑자기 일대 혼란이 일었다. 모든 알렉사가 동시에 떠들어대기 시작한 것이다. 심지어 우리 집에 있는 알렉사는 베토벤 교향곡 5번을 틀기 시작했다.

우리는 다 같이 각자의 알렉사에게 '그만!'이라고 소리친 뒤 배꼽을 쥐고 크게 웃었다. 기술은 축복이 될 수도, 저주가 될 수도 있는 것이 사실이다.

4장

치매 친화적인
'환경'

거스르지 않고 순응하기.

파도와 싸우려고 하면 물에 빠져 죽을 것이기 때문에

나는 파도를 타기로 했다.

종종 햇살이 비치고 할 일이 없으면 나는 몇 시간이고 걸을 수 있다. 내가 동네를 돌며 2만 8,000보(또는 만보기에 찍힌 걸음 수)를 걷는다는 것은 비밀이 아니었다. 우리 집 현관문부터 주변의 전원으로 향하는 경로가 많이 있지만, 집에서 너무 멀리까지 나가는 길은 없다. 적어도 나는 그렇게 생각했다.

나는 '치매 시장'에 진출하고 싶어 하는 사람들로부터 우리 환자들에게 도움이 될 것으로 보이는 신제품을 사용해보라는 요청을 자주 받는다. 내가 사용에 동의하며 제시하는 조건은 항상 하나다. 후기를 솔직하게 쓰겠다는 것이다. 새로운 위치 추적 시계를 테스트하게 된 것도 이런 식이었다.

그 시계는 매우 세련되었지만, 안타깝게도 아주 복잡하고 헷갈리게 생겼다. 세라에게 설정을 도와달라고 부탁했지만, 세라도 지시된 웹사이트에서 어찌할 바를 몰랐다. 그래도 우리는 끈기 있게 시도했다. 특히 이 시계가 내 위치를 확인하여 추적하면 세라에게 좋을 것 같았다. 세라가 내 휴대전화기의 앱으로 내 위치를 지켜보는 동안 어려움을 겪은 적은 없었지만, 이 시계는 좀 더 자세하고 정확할 것 같아서 나는 그것을 착용하고 집을 나섰다. 그러자 바로 문자 메시지가 왔다.

"엄마, 사우샘프턴에서 뭐 하고 계세요?" 나는 "응? 지금 버밍엄인데"라고 답문을 보냈다.

고장이군. 240킬로미터의 문제네. 우리는 생각했다. 하지만 이런 문제는 계속 발생했다. 이 시계에 의하면, 세라가 집에 앉아 '웬디는 어디 있어?'를 켜면 나는 전국 방방곡곡에 등장했다. 그래서 회사에 연락하기로 했다. 회사는 새 시계를 보냈고, 힘들게 '회사 안에서' 나에게 맞는 환경을 설정해주었다. 일반 소비자는 이용할 수 없는 서비스지만, 세라와 나는 그 복잡한 절차를 되풀이하지 않아도 되어서 기뻤다.

그래서 나는 한 번 더 여행을 떠났고, 세라는 내 모든 행보를 지켜보았다. 내가 중국의 양저우에 있다고 떴을 때 세라가 얼마나 놀랐을지 상상해보라. 중국은 늘 가보고 싶은 나라였지만, 내 버스표로 거기까지 갈 수 있으리라고는 한 번도 생각해보지 못했다. 그때 나는 훨씬 재미없는 밀턴케인스(잉글랜드 버킹엄셔주에 속한 도시-옮긴이) 어딘가에 있었다.

세라는 계속된 나의 아시아 여행을 집에서 지켜보았다. '일본에서 뭐 하세요?' 몇 주 후에 세라에게서 받은 문자였다. 그때 이제는 포기할 때임을 알았던 것 같다. 나는 우리 마을 주변의 좁은 길을 벗어나지 않을 것이다. 그 길은 훨씬 덜 이국적이지만, 적어도 집으로 가는 길은 알고 있다.

계절

우리는 변화에 대처하는 법에 대하여 자연으로부터 무엇을 배울 수 있는가? 어려운 시기에는 언제나 주변 세계에서 교훈을 발견한다. 심지어 집 뒷마당에서도 찾을 수 있다. 자연은 삶과 죽음, 혼돈과 질서, 빛과 어둠에 대해 모르는 것이 없다. 매일 아침과 오후에 마을을 돌아다니다가 그것을 본다. 나는 계절이 바뀌는 것을 보면서 변화보다 더 자연스러운 것은 없으며, 대자연이 동물과 식물, 나무를 가리지 않을 때 '왜 나야'라고 물으면서 그것이 두려워하거나 피해야 할 것이 아님을 알게 된다. 대신에 정면으로 맞서고, 존중하고, 포용해야 하는 것이다. 치매에 걸리고 보니 때때로 이 병을 상대로 이기는 소소하고 점진적인 싸움이 나무에서 떨어져서 참나무로 자라나는 작은 도토리만큼 중요하다는 것을 상기시키면서 매일 향연을 베푸는 것은 계절밖에 없었다.

내가 진단을 받았을 때는 7월이었지만, 겨울이었을 수도 있다. 잎이 다 떨어진 내 나무만 보였으니까. 나를 기다린 것은 캄캄한 밤과 춥고 고요한 흑백의 낮이 전부였다. 진행성 질병을 진단받은 후 봄의 징후를 보지 않기 위해 체념한 채 겨울의 어둠 속에 틀어박혀 있는 사람들이 있다. 동물에게 겨울은 휴식을 취하면서 회복하고, 동면을 하며, 에너지를 보존하고 재충전하는 시간이다. 아마 사람들도 똑같이 황폐해지면 자기 속에 틀어박혀서 그럴 것이다. 나도 잠시 그렇게 했다. 그러나 여전히 너무 정신없고 바쁜 세계에서, 하루 중에 휴식을 취하고 속도를 늦추며, 생활을 단순하게 만들어서 뇌가 회복할 시간을 가지라고 알려주는 때가 있다.

눈이 내려 땅을 뒤덮으면, 하얗게 변한 단순한 세상에서 찾아야 하는 아름다움이 있다. 갓난아기들처럼, 우리 치매 환자들에게는 복잡하지 않은 흑백의 풍경이 탐색하기에는 더 수월하다. 시간을 들여 찬찬히 나뭇가지를 들여다보며 그 아름다움을 알아본다면, 잎이 다 떨어진 나무도 흉해 보이지 않는다. 다른 계절에는 나뭇잎에 가려져 볼 수 없지만 겨울에는 황혼 무렵에 우리 집 거실 창문 맞은편의 방목장에서 급습하는 흰 올빼미를 볼 수 있다. 그 올빼미와 마찬가지로, 진행성 질병을 앓는 사람들에게 강제된 시간제한은 지금, 가장 혹독한 계절에, 가장 공허한 장소에서도 아름다움을 찾아야 한다는 뜻이다. 겨울은 문을 닫고, 따뜻한 곳으로 파고들어 쉬면서 기운을 회복하는 시간이다. 가끔 우리 모두가 기억해야 할 일이다. 눈이 내릴 때 하는 것처럼, 겨울은 세상의 소리를 끄고 가장 근본으로 돌아갈 수 있는 기회다.

봄에는 새끼 양들이 마을 주변의 들판을 뛰어다니기를, 둥지 속의 새끼오리들이 마을 연못에서 머뭇머뭇 물을 젓기를 기다린다. 물론 위험이 따른다. 그 위험은 새끼오리들에게는 바위에서 그들을 지켜보는 왜가리가, 나한테는 미끄러운 길이나 너무 빨리 돌아나와 내 눈을 멍들게 하는 나뭇가지가 될 수도 있다. 나는 이런 위험들을 피할 수 있을 것이다. 더 화창한 날을 기다리면서 이 병을 안고 실내에만 있을 수도 있지만, 그러면 우리 집 맞은편 강기슭에 가득 피는 수선화, 크로커스, 블루벨 등 너무 많은 것을 놓치게 될 것이다. 봄은 항상 내일이, 다음 주가, 내년이 있다는 것을 알려준다. 안개 낀 날 다음에는 더 맑은 날이 이어질 수 있으며, 그 방식이 예전과는 약간 다르게 보이겠지만 삶이 변해도 희망은 여전히 잘 자란다.

봄이 되면 밖에 나갈 수 없을 때, 머릿속에 안개가 자욱해서 세상이 흐릿한 때 상자에 씨앗과 식물을 담아 창턱에 올려놓는다. 그리고 이불 속에 파묻혀 침실 창밖에서 흔들리는 나무 꼭대기를 바라보며 치매가 주는 유일한 휴식을 취한다. 하지만 그런 날에도 씨앗 상자에는 희망이 있다. 초록색의 작은 새싹이 돋아나와 자연은 자신의 경로대로 계속 이어질 것이고, 내가 다시 나타날 준비가 될 때를 기다리고 있을 것임을 알려준다. 나는 강연을 하거나 책을 쓸 때 이런 씨앗을 생각한다. 내가 사람들의 마음에 뿌린 아이디어가 싹을 틔우고 사람들이 그 아이디어를 다른 사람들과 공유하면 가루받이를 할 것이라고 바라면서 말이다.

자연은 우리가 쓰는 일상어의 일부다. 사람들은 음울한 구름, 눈물처럼 흐르는 비, 햇살처럼 화창한 느낌 등 날씨로 기분을 나타내곤 한다. 햇볕을 쬐며 보낸 하루는 흐린 날보다 낫다. 그러나 여름은 우리가 햇빛을 향하고 있을 때도 그림자를 만든다는 것을 알려준다. 자연은 나쁜 날이 있어야 좋은 날도 있으며, 삶과 생활은 이 두 가지가 완벽하게 섞여 있다는 것을 안다. 식물에게는 빛이 필요하지만 그늘과 물도 필요하다. 사람도 마찬가지다. 여름에 태양의 열기에 탈 듯이 뜨거운 들판을 걸을 때면, 다시 채우고, 재충전하고 회복하기 위해 비 오는 날이 필요하다는 것을 안다. 매일 자연을 보며 알 수 있듯이, 비를 언제, 얼마나 자주 내리게 하는지를 통제한다는 것은 환상에 불과하다.

나에게 여름은 특히 치매라는 병이 나를 이기는 날에는 존재하면서 존재하지 않는 상태다. 우리는 자연을 존중해야 한다. 블랙풀 해변 태양 아래에 발끝을 쭉 뻗고 앉아 멀리 보이는 구명정 승무원이 구조 요청에 응하는 모습을 떠올려본다. 대부분의 사람에게 파도가 너무 강하다는 것을 승무원은 안다. 그들은 쓰라린 경험을 통해 파도를 존중하는 법을 배웠다. 그들은 조류에 거스르지 않고 순응한다. 우리가 치매에 대처할 때도 똑같다. 파도와 싸우려고 하면 물에 빠져 죽을 것이기 때문에 나는 파도를 타기로 했다.

사람들은 그 뒤에 일어날 일 때문에 가을을 두려워한다. 하지만 가을은 풍부한 색상과 다양한 과일로 가득하다. 가을은 계절의 말미에 있다. 그렇다. 즐거운 여름, 심야의 잔디밭, 머리 뒤로 느리게 넘어가는 태양에 작별 인사를 한다. 가을은 본질적으로 서서히 꺼지는 빛이다. 치매 같은 병을 표현하는 데 이보다 더 좋은 계절이 있을까? 하지만 앞에서도 여러 번 말했듯이, 시선을 장차 다가올 일에만 고정한다면, 지금 자연이 제공하는 것을 보지 못한다면 모든 것을 낭비하는 셈이다. 즐길 수 있는 인디언 서머(늦가을에 비정상적으로 따뜻한 날씨가 한동안 이어지는 기간-옮긴이)가 아직 있는데 왜 겨울에 초점을 두는가?

나무에 남은 마지막 잎들이 불타는 듯한 주황색과 노란색으로 물들어 있고, 기적처럼 식물은 겨울에 살아남기 위한 준비를 스스로 하며, 동물은 본능에 따라 앞으로 있을 더 가혹한 시간을 대비해 깊이 동면한다. 사람은 변화와 그에 대비하는 법에 대하여 가을로부터 배울 수 있는 것이 아주 많다. 그리고 나뭇잎이 떨어지기 시작하고 올해 처음으로 다시 흰 올빼미를 보게 되면, 겨울에 얻게 될 모든 것을 기억한다.

걷기

내가 치매에 걸리기 전에도 나에게는 현재밖에 없다고 생각하면서 이런 계절의 변화를 알아챘을까? 내가 매일 돌아다니는 시간은 마음챙김을 하는 순간이다. 목에 카메라를 걸고 사진으로 남길 것이 있는지 주변을 살펴보며, 이 디지털카메라에 담지 않는다면 몇 초 후에 사라질 수도 있는 그 순간을 찾는다.

현재 나는 운 좋게도 주변 자연이 아름다운 마을에 살고 있다. 나는 치매 진단을 받고 일이 년 후, 도시의 소음과 위험 요소가 너무 많아서 도시에서 시골로 이사했다. 지금 살고 있는 이 집은 거실에 커다란 창이 있어서 길 건너의 방목장이 내려다보여 마음에 들었다. 내가 본능적으로 자연에 더 가까이 끌렸다는 사실이 참 흥미로웠다. 앞으로 나에게 있을 궂은날에 자연만이 유일한 벗이 될 것임을 이해한 것 같았다. 하지만 나는 혼자가 아니다. 2018년 보고서 〈밖에 나갈 수 있다는 기쁨(Overjoyed That I Can Go Outside)〉에 따르면, 참가자들은 집 근처를 산책할 수 있다는 것에서 어떻게 자유롭고 능력을 부여받은 느낌을 받았고, 그것이 자신이 앓고 있는 병을 막아주고 있다고 느끼게 되었는지에 대해 말했다.

걷기는 분명 나에게 목적을 주며, 목적이 있으면 나의 뇌는 계속 돌아간다. 나는 이렇다 할 목적 없이 걷지 않는다. 항상 주위를 둘러보며 볼 수 있는 것을 보려고 한다. 걸으며 탐색하는 것은 사회적 접촉이기도 하다. 그 모든 것이 내 뇌를 계속 활동하게 만든다. 나는 누군가와 함께 걸을 때는 사진을 찍지 못한다. 즉, 누군가와 함께 걸을 수는 있으나 사진을 찍을 때는 혼자 걸어야 한다. 설령 누군가와 함께 걸을 때도 이야기 중이라면 계속 걸음을 멈춘다. 한 번에 한 가지 일밖에 할 수 없기 때문이다.

2018년 보고서에서 참가자들은 자신에게 자연이 어떤 의미인지에 대하여 이야기한다. 그들 중 다수는 나처럼 계절의 변화에서 목적을 찾게 된다고 인정했다. "자연과의 관계를 유지함으로써 원기가 회복되는 게 느껴졌고 참가자들은 집 근처에서 일상적인 움직임 중에 꽃을 볼 때의 즐거움이나 동물을 발견했을 때의 흥분을 함께 나누었다."

치매에 걸리기 전에 나는 걸으면서 아름다운 경치를 보는 것을 좋아했지만, 그때에는 거리가 중요해서 주변을 자세히 보기보다는 얼마나 멀리 걸을 수 있느냐에 신경을 썼다. 지금 나는 매번 똑같은 길을 택해도 절대 질리지 않는다. 마을에 처음 핀 스노드롭, 구름 패턴, 바뀌는 하늘 색 등 매일 다른 것을 보기 때문이다. 다른 연구 참가자들도 나처럼 자연에서 많은 즐거움을 얻는 것 같다. 보고서는 이렇게 말한다. "기나긴 겨울을 지낸 후 봄이 오는 조기 조짐을 알아채기 시작한 일부 참가자들에게는 계절의 변화가 희망과 회춘의 기회를 상징했다. 자연에서 보낸 시간은 걷기 같은 회복 연습과 결합되어 참가자들이 치매를 안고 살아가는 생활을 관리하는 데 도움이 되었다."

치매 환자의 '배회' 습관에 많은 관심이 집중되었다. 나는 '배회하는 사람'이 치매 환자밖에 없다는 점이 늘 놀랍다. 그들이 치매 진단을 받기 전에는 그냥 '걷는 사람'으로 알려졌을 수 있다. 다른 사람들에게는 분명하지 않을지라도 치매 환자들에게는 목적이 있다. 그들에게 걷기는 남은 작은 자율성을 유지하기 위해 할 수 있는 유일한 행동일지도 모른다. 이에 대해 2018년 보고서는 다음과 같이 설명했다.

이전 연구들은 치매 환자가 진단을 받은 후 종종 치매가 진행된 결과 그들의 세상이 축소되는 것을 경험한다고 시사했지만, 우리 연구 결과는 이런 결론과 다르다…. 우리는 치매 환자들이 자유로운 이동을 연습함으로써 세상이 축소된다는 예상에 적극적으로 이의를 제기한다고 주장한다…. 그런 지식이 가치가 있는 것은 특히 치매 말기 환자의 이동을 '배회'로 분류하여 병리학적으로 해석하는 경향이 있던 이전 연구에 반대 담론을 제시하기 때문이다.

우리가 살고 있는 환경은 매일 걷기가 얼마나 쉽게 가능한가와 밀접한 관련이 있다. 보고서는 다음과 같이 이어진다.

치매 환자들은 교통량이 많은 도로나 사람 많은 인도의 문제 또는 스트레스 없이 보다 자유롭게 움직일 수 있도록 교통 체증과 군중이 없는 녹지와 훤히 트인 장소를 찾았다… 집 근처를 걸음으로써 자율 감각을 강화하는 자유로운 이동이 가능했고, 이는 치매 환자들이 자기 생활을 통제할 수 있으며 때때로 가정생활과 연관된 고립의 압박에서 벗어날 수 있게 해주었다.

치매 친화적인 환경 만들기

세계보건기구(WHO)에서 실시한 치매가 아닌 전반적인 노화에 관한 연구는 지역 사회의 일원임을 느끼고 싶어 하는 사람들의 욕구를 정확하게 지적했다. "사회 참여와 사회 지원은 평생 건강 및 웰빙과 밀접한 관계가 있다"고 글로벌 노인 친화 도시 가이드는 보고했다.

… WHO의 자문을 받은 노인들은 공식적, 비공식적인 사회생활에 참여하는 능력이 활동의 제공뿐만 아니라 교통과 시설에 대한 좋은 접근성, 활동에 대한 정보 획득에 달려 있다고 분명하게 진술한다. 노인 친화적인 도시는 노인을 무능하게 하는 것보다 가능하게 하는 것을 강조한다. 이것은 단순히 '노인 친화적'이 아니라 모든 연령에 친화적이다.

보고서는 다음과 같이 계속된다. "노인을 인정하고, 존중하며,

포용한 문화에서는 노인의 역량과 자존감이 강화된다.”

내가 항상 말했듯이, 치매 환자를 바르게 이해하면 모든 사람을 바르게 이해할 수 있다.

교통 역시 중요한 요인이다. 버스 시간표가 변경되면서 새 시간표에 익숙해질 때까지 우리 마을 사람들 모두가 아주 혼란스러웠던 기억이 난다. 일부 치매 환자에게는 그것이 몹시 어려운 도전일 가능성이 있다.

이 보고서는 계속해서 인근 환경을 노인 친화적으로 만드는 실질적인 사항들을 강조했다. 여기에는 공공 좌석, 화장실 시설, 떨어진 연석, 건물 경사로, 적절한 도로 표지, 보행자 횡단보도 신호등의 충분한 시간 등이 포함되었다. 이런 사항들 중에 부족한 것이 있으면 누군가가 동네를 즐기기 위한 외출을 하느냐 못하느냐에 영향을 미칠 수 있다. 하지만 내가 봤을 때 가장 중요한 것은 치매가 무엇인지 이해하고 환자에게 포용적인 환경을 만들고 싶어 하는 사람들이다.

알츠하이머병 인터내셔널(Alzheimer's Disease International)이 작성한 치매 친화적인 지역 사회에 대한 2017년 보고서에 따르면, 전세계 사람들이 치매를 올바르게 이해하는 방법은 다음과 같다.

- 네덜란드에서 1997년부터 치매 카페가 등장하기 시작하여 현재 230개 이상이 있으며 순방문자 수는 3만 5,000명이다. 또한 네덜란드의 단체들은 '디멘탈렌트(DemenTalent)'를 창설했다. 이 조직은 치매 환자들의 능력을 기반으로 지역 사

회 내에서 그들에게 자발적 역할을 제공하면서 그들의 재능을 키우는 것을 목표로 한다.

- 오스트리아에서는 '액션 디맨즈(Aktion Demenz)'가 '기억 경로(memory parcours)'를 만들어 근린공원에서 보행자가 '이동 중에' 치매에 대한 정보를 얻을 수 있게 했다.

- 대만은 2013년에 상점 주인이 좀 더 치매 친화적 환경을 조성하도록 장려하여 치매 환자들이 계속해서 직접 쇼핑할 수 있도록 치매 친화적 상점을 출범시켰다. 치매 친화적 쇼핑 환경에는 선불, 원하지 않는 물건의 손쉬운 반품, 치매 환자가 상점에 있을 때 그 가족에게 그가 안전함을 알려주는 알림 경보 등이 있다.

- 한국은 젊은 층을 상대로 치매 환자로 살아가는 것이 어떤 느낌인지를 교육하기 위해 '치매 모의 체험'을 개발했다. 유치원 어린이들은 요양원에서 시간을 보내고, 학생들은 요양원 입소자들에게 손 마사지를 해주도록 훈련을 받는다.

- 일본의 '키즈나야(Kizunaya)'는 빈 밭을 활용한 판매용 귤 재배 시작 등 조기발병 치매 환자들에게 일할 기회를 찾아준다.

- 중국에서는 치매 환자의 안전을 촉진하고 환자가 길을 잃는 일이 없도록 2012년에 '노란 팔찌 프로젝트(Yellow Bracelet Project)'가 시작되었다. 지금은 이 노란 팔찌가 전국적으로 호의를 상징하게 되었다. 현재 안전 팔찌가 출시되었는데, 이 팔찌에는 GPS 추적 장치가 내장되어 있고 이를 통해 거의 백 명의 환자가 다시 가족을 만나게 되었다.

- '알츠하이머병 호주(Alzheimer's Australia)'는 2014년에 지역 사회에서 물리적인 무언가를 바꾸어야 치매 환자들의 접근성과 상호작용이 개선될지를 알아보는 연구를 시작했다. 그들은 가능한 한 소음 최소화하기, 유리 같은 반사면 줄이기, 보다 보기 좋은 지도와 도로 표지, 방향 신호 등과 같이 개략적인 제안서를 내놓았다.

리즈에 새로운 쇼핑센터가 생겼을 때, 그곳을 가게 되어 정말 기뻤다. 플래그십 스토어(체험판매장-옮긴이)는 존 루이스 백화점(다양한 가격대의 주방용품, 패브릭, 가구 등의 일상 생활용품을 판매하는 백화점 체인-옮긴이)이었는데, 어렸을 때 어머니와 종종 그 백화점에 갔었다. 그 안에는 레스토랑이 하나 있었다. 직원들은 모두 구식 검은색 웨이트리스 유니폼에, 프릴이 달린 하얀 모자와 풀 먹인 앞치마를 입고 반짝이는 은 찻주전자로 도자기 받침 위의 찻잔에 차를 따라 주었다. 어린아이였던 나에게 그것은 리츠 호텔에서 마시는 차처럼 느껴졌을지도 모른다.

어느 날엔가 젬마가 나를 거기로 데려갔고, 우리는 자동문이 있는 반짝이는 큰 건물에 도착했다. 하지만 나는 갑자기 멈추었다. 젬마는 들어갔지만 나는 꼼짝하지 않고 서 있었다. 대리석 바닥이 파도처럼 보이는 회색 소용돌이가 휘몰아치는 반짝이는 검은색 바다 같았다. 내 머리는 이미 핑핑 돌고 있었고 나는 그 안에 한 걸음을 내딛기 전에 메스꺼움을 느꼈다. 젬마가 둘러보다가 문 앞에 꼼짝하지 않고 서 있는 나를 보았다.

"바닥이 물처럼 보여." 나는 이렇게 말하고 주저하며 건물 안으로 간신히 한 발을 내디뎠고 젬마는 내 팔을 잡았다. 함께 걸을 때, 나는 울렁거림을 피하기 위해 젬마만 믿고 천장을 올려보면서 가야 했다. 다행히 그 끔찍한 바닥에서 벗어났다. 그 바닥이 미학적으로는 많은 사람에게 좋아 보이겠지만 나와 다른 치매 환자들에게는 그저 통과해야 하는 끔찍한 악몽이다. 건축가와 인테리어 디자이너들은 그 체험에 훨씬 많은 사람을 포함시키기 위해 아주 단순한 것부터 알아야 했다. 그렇다고 해서 내가 그때 가지 못한 것은 아니었지만, 다음에 갈 때는 두려울 것이다.

나는 치매 친화적으로 설계되었다고 하는 건물에 대한 의견을 구하는 요청을 많이 받았다. 그때마다 조금만 변화를 주어도 아주 크게 달라진다는 사실에 늘 놀란다. 〈2020년 세계 알츠하이머병 보고서(2020 World Alzheimer Report)〉는 다음과 같이 진술한다. "좋은 디자인이 나쁜 디자인보다 비용이 더 많이 들지도 않지만, 거기에서 얻게 될 운영상 이익과 삶의 질의 혜택은 상당하다."

2016년에 나는 요크셔주 비벌리에 있는 이스트라이딩 커뮤니티 병원에 새로 지은 건물을 평가해달라는 요청을 받았다. 병원 관리자들은 우리 같은 치매 환자들을 포용하기를 희망했다. 결국 많은 치매 환자가 이 병원을 이용할 것이다. 나를 포함한 평가자들은 2인 1조로 나뉘어 평가했기 때문에 우리가 건물 주변을 돌아다닐 때 다른 조의 평가 영향을 받지 않게 되어 있었다. 하지만 우리는 비슷한 문제를 인식했다. 정문의 유리는 아주 호화로워 보였지만, 착색이 되어 있어서 안쪽이 들여다보이지 않았고 그로 인해 병원은 문을 닫은 것처럼 보였다.

가장 큰 문제는 표지판이었다. 옅은 색 배경에 은색으로 박힌 표시가 많아서 치매 환자에게는 모든 것이 하나로 뒤섞여서 구별되지 않았다. 오히려 밝은 파란색 배경에 굵은 흰색 글씨가 훨씬 효과적이었다. 일반적으로 표지판이 있는 장소가 두드러지지 않았고 색깔이 선명하지 않았다. 모든 색이 베이지색이었고, 모든 문이 닫혀 있었는데 다수의 문이 벽 색깔과 똑같았다. 문 안쪽에 누가 또는 무엇이 있는지 알려주는 밝은 색 표시가 없었다. 지역학교 학생들의 그림처럼 단순한 것으로 분위기를 활기차게 만들거나, 가야 하는 병원 부서가 어디인지에 따라 바닥의 표지판을 다양한 색으로 만들면 좋을 것이다.

이런 것들은 큰 비용을 들이지 않고도 병원을 찾는 치매 환자들에게 큰 효과를 낼 것이다. 문제는 대체로 우리에게 평가를 요청하는 것이 완전히 개방된 후라는 것이다. 그때는 바로잡기 위한 수정 비용이 더 늘어날 수 있다. 디자인 단계부터 치매 환자가 참여해야 한다.

앞에서 언급했던 2018년 보고서 〈밖에 나갈 수 있다는 기쁨〉은 치매 환자가 앉을 수 있는 장소의 중요성을 강조했다. "벤치는 걷다가 휴식을 취할 수 있는 장소 이상으로 중요한 역할을 했다. 벤치는 보다 적절한 형식의 사회 참여를 촉진시키고 그 결과 외출을 감행하도록 장려했다."

나는 예전처럼 멀리까지 걸을 수는 없지만, 마을 곳곳에 벤치가 많이 있어서 걷다가 앉을 곳이 있다는 것은 늘 알고 있다. 보고서 내용처럼, 내가 벤치에 앉아 있으면 사람들이 다가와서 대화를 하거나 내가 괜찮은지 살펴보기가 더 쉬운 것 같다. 한번은 내가 앉아 있을 때 벤치 맞은편에 사는 주민이 밖으로 나와 진짜 내가 괜찮은지 확인하기도 했다.

예전에 병원 환경을 보다 치매 친화적으로 조성할 방법을 찾는 병원 관리자들을 돕기 위해 그 병원에 갔던 기억이 난다. 그들은 복도에 훌륭한 예술품들을 비치해놓았는데, 멋지기는 했지만 앉아서 감상할 곳이 없었다. 그래서 작품 맞은편에 벤치를 설치할 것을 제안했다.

내가 사는 동네는 아주 작지만, 시의회는 중심 광장에서 걸어갈 수 있는 가까운 곳에 쇼핑센터를 짓기로 결정했다. 그리고 쇼핑센터와 기차역으로 가는 길을 알려주기 위해 인도에 커다란 원을 그리는 훌륭한 아이디어를 냈다. 치매 환자들은 종종 아래를 보며 걷는데, 이는 가는 방향에 자신이 없기 때문이다. 그래서 이 아이디어는 정말로 효과가 좋았다.

내가 찾아갔던 한 일반외과는 다양한 구역을 색상으로 구별하여 높은 점수를 주었다. 하지만 큰 계단이 치매 환자에게는 종종 움직이는 것처럼 보이고, 접수 구역에 깔린 소용돌이 문양의 장식 카펫이 살아 있는 것처럼 보여서 점수를 깎였다. 그러나 병원 측에 말했듯이 친절하고 활짝 웃는 직원들 덕분에 점수를 많이 만회했다. 마틴 쿼크와 동료들은 치매 환자들에게 지지를 보내는 이웃에 대한 보고서에서 이에 대한 내용을 기록했다. 그는 "사회적으로 치매 환자를 지지하는 환경은 물리적 환경의 부족함을 상쇄하는

데 도움이 될 수 있다"고 썼다. 사회적 환경과 물리적 환경 모두 제대로 갖추기 위해 노력하면 좋겠지만, 실제로 가장 중요한 것은 사람이다.

이웃

치매 환자에게는 거주지가 정말 중요하다. 그런데 일반 사람들은 치매 같은 질병을 앓고 있는 사람의 이동에 대한 트라우마에 충분히 관심을 기울이지 않는 것 같다. 내가 그랬고 다른 사람들도 늘 그랬듯이 과거에 있었던 하나의 움직임은 늘 사라졌고 앞으로도 그냥 사라지리라 생각한다.

다행히 우리 마을은 내가 돌아다닐 수 있는 트인 녹지 공간이 많다. 적어도 나는 환경을 선택하는 데 있어서 운이 좋았다. 다만 침실이 세 개인 우리 집은 아마 최선의 결정이 아니었을 것이다. 나 혼자 살기에는 너무 컸다. 친구 몇 명은 아파트가 더 낫다고 생각해서 주택에서 아파트로 이사했지만, 층간 소음과 벽간 소음이 너무 혼란스러워서 단층집으로 옮길 수 있게 해달라고 시의회에 요청해야 했다. 하지만 치매 진단을 받은 후 새로운 환경을 선택할 때는 옥외 공간과 교통의 접근성, 창문에서 보이는 맞은편 풍경 등을 고려해야 한다. 나는 커튼을 치면 혼자 고립되어 있고 안에 갇혀 있다는 느낌이 들어서 항상 열어둔다. 그래서 이웃 사람들이 지나가면서 손을 흔들어준다.

2019년 케임브리지대학교 출판부의 보고서는 창문의 중요성을 강조했다. 창문은 집안에만 있는 사람도 이웃을 내다보고 지역 사회에 속해 있다고 느끼게 해주는 수단이며, 또한 이웃의 일상적 인 광경과 소리를 알려주는 통로가 되기도 한다.

이 연구는 이웃 사람들의 성격과 특징이 24시간을 주기로 바 뀌기 때문에 그들을 '시간 맞춰' 이해하는 것의 중요성을 강 조한다. 우리와 이야기를 했던 사람들 다수는 다른 사람들이 출근하거나 등교한 후 지역에 남은 사람들이 조용해진 낮 시 간에 어떤 느낌이 드는지에 대하여 언급했다. 다른 연구들은 이동이 제한된 노인과 치매 환자가 창문을 통해 밖에 있는 사 람들의 미소를 받으면서 창문이 비공식적인 상호작용과 소 속감의 원천임을 발견했다. 집안에만 있는 사람들은 밖에서 노는 어린아이들을 보거나 목소리를 듣는 것만으로도 희망 과 유대감을 느꼈다.

차 문 닫기, 출근을 위해 자동차의 시동 켜기, 등교하는 학생들 의 조잘대는 잡담, 포장도로에서 울리는 말발굽 소리, 운동을 위해 언덕 오르기, 자전거를 타다가 나를 보고 손을 흔들어주기 등의 일 상적인 바깥 활동은 나를 위로해주고 나의 일과와 조화를 이룬다. 모든 것이 질서정연하고 그날을 위해 제자리에 있다. 하루를 마칠 때는 그 모든 일이 다시 일어나지만 양상은 달라진다. 일상의 과 정, 일관성이 중요하다. 다만 나의 평정을 깨는 것은 휴일이다. 뭔 가 놓치는 것이 있고 내 일상을 어지럽히는 것처럼 느껴진다. 보고서를 보면 다른 사람들도 똑같이 느낀다는 것이 드러나 있다.

많은 사람들이 조용한 동네 분위기를 단순히 편안하거나 평화롭게만 느끼는 것은 아니었다. 참가자들은 사람들이 보이지 않는 시간에 느끼는 불안에 대해 이야기했다. 이는 바깥에 있는 사람들을 보는 것만으로 이웃과 어느 정도의 유대감을 느낄 뿐만 아니라 이웃의 정체성을 다시 깊이 알게 된다는 것을 강조한 것이다.

동물은 좀 더 믿음직하다. 그들은 우리 인간들처럼 일정을 바꾸지 않는다. 내가 낮에 위층 침실에 있을 때, 나무 꼭대기에 있는 새와 다람쥐는 나뭇가지들 사이를 오가고, 서로를 쫓아다니며 나무 둥치를 빙빙 돌면서 나의 벗이 되어준다.

나는 산책하러 나가서 창가에 있는 사람들을 보면 항상 손을 흔든다. 그것은 만약의 경우에 대비하여 그들과의 연결을 만드는 일이다. 혼자지만 공기가 신선한 밖에 나와 있어야 할 경우, 나는 새벽에 나가 일출을 보고 자연의 일상이 주는 편안함을 느낄 것이다. 태양은 언제나 떠오르고 지면서 내 하루의 틀을 짜준다.

우리 집은 나의 안전한 피난처다. 상태가 안 좋은 날에는 특히 그렇다. 정원 또는 창문을 통해 보이는 정원의 풍경이 아주 고요할 수 있다. 나는 일광욕실에 앉아 그냥 새들이 먹이를 먹고 식물이 자라는 것을 보는 것을 좋아한다. 며칠 있다 보면 무감각해질 수 있지만 그 풍경은 내 창틀에 놓인 작은 씨앗 상자처럼 우리에게 삶을 보여준다.

　나는 유연한 지팡이의 도움을 받아 지금도 걸을 수 있어서 행운이라고 생각한다. 그렇게 걷다 보면 나도 다른 사람들처럼 정상인인 것 같다. 내가 치매 초기라는 사실을 동네 사람들이 다 아는 것은 아니다. 그 사람들은 나를 '카메라 여인'으로 알았다. 마을 주변에서 동물이나 식물, 들판의 사진을 찍어서 페이스북에 올리기 때문이다. 나는 '카메라 여인'이 되어 기분이 좋았다. 나를 '치매 환자'가 아닌 '사람으로' 본 것이기 때문이다.

　친구 몇 명에게 요즘 집 근처를 어떻게 다니느냐고 물었다. 사람들의 경험은 여러 가지로 다양했다.

　"혼자 외출을 못하게 된 것은 알츠하이머병 때문이에요. 예전에는 다 돌아다녔습니다. 하지만 이제는 방향 감각이 아예 없어요. 한쪽 길로 나갔는데 어떤 길로 돌아오기로 했는지 기억이 나지 않아요. 우리 집 정원에 있을 때 외에는 안전하다는 느낌이 잘 들지 않아요. 언젠가는 길을 잃었고, 집에서 그렇게 멀리 있지 않았지만 갑자기 당황하기 시작했어요."

　"혼자서 가게에 갈 수 있는데, 어제는 가게에 갔다가 집으로 돌아오는 것이 너무 무서워서 생각했지요, '이젠 혼자서 나가지 않을 거야.' 어쩌다 한 번 일어난 것일 수 있다고 생각했고 앞으로 그것과 싸울 거예요. 곤경에 처하면 나는 도움을 요청할 거예요. 예전에 사람들이 집에 데려다준 적이 있지요. 어제는 가게에 갔다가 쉬려고 벤치에 앉았어요. 십대 아이가 나에게 다가와 괜찮으냐고 물어보더라고요. 그래서 대답했습니다. '그래. 그냥 쉬는 중이야.' 그 아이는 또 가게에 가는 중이냐고 물었어요. 내가 그렇다고 대답하자 그 아이는 '그러면 제가 같이 갈게요'라고 말했습니다. 정말 사랑스러웠어요."

"난 매일 아침 돌아다녀요. 꽤 일찍 일어나서 혼자서 동네 주변을 산책합니다. 이것은 아주 확실하고 규칙적인 산책이에요. 돌아다니기만 하면 되는 시간입니다."(밥)

"내 휴대전화기에는 내 친구 찾기 앱이 있습니다. 밥이 자기 휴대전화기를 주머니에 넣고 전원을 켜기만 한다면 길을 잃지 않을 것 같아서 더 마음이 놓여요."(밥의 아내)

"혼자서 시내에 나가도 문제없어요. 우리 딸이 생일선물로 휴대전화기를 마련해주고, 거기에 추적기를 설치했어요. 가끔씩 헷갈리지만 나는 정말 괜찮아요. 사람들에게 도와달라고 하는 것도 거리낌 없어요."

어찌할지 모를 때

우리 동네 주변의 들판은 내 발자국처럼 익숙하다. 그 길은 눈을 감고도 갈 수 있다. 하지만 언젠가 그러다가 나뭇가지에 부딪혀 눈에 멍이 든 경험에 비추어볼 때, 좋은 생각은 아닐 수도 있다. 하지만 하루에 두 번 그 들판을 지나기 때문에 그 경계선을 하나하나 자세히 안다. 나한테는 그 들판이 일 년 내내 아름답게 보인다. 황금색으로 빛나는 해돋이, 꿩, 내 곁에 있어주는 울새 등 매일 걷다

보면 멈춰 서서 사진을 찍을 대상이 꼭 있다.

그 들판에 있을 때는 안전하다고 느낀다. 나를 아는 마을 사람들, 똑같은 경로를 산책하면서 날이 좋건 나쁘건 사계절 제 할 일을 하는 자연을 감상하고 즐기는 사람들이 주변에 있기 때문이다. 우리는 쾌활하게 인사를 하고 똑같은 날씨에 대하여 이야기를 한다. 그들이 서로에게 미소를 짓는 가운데, 나는 따로 떨어져서 카메라 셔터를 누르고 내가 정말 잘 아는 이 들판의 풍광을 담는다. 아래에 감자가 자라고 있다는 비밀을 지키며 검은 땅에서 돋아난 녹색의 새싹에 다시 한 번 놀란다.

그러나 어느 날, 계속 돌아다니다가 뷰파인더에서 눈을 떼고 보니 전혀 모르는 장소에 와 있었다. 여전히 들판이었지만 내가 알던 들판이 아니었다. 여기에는 내가 아는 들판이라고 식별할 표시가 없었다. 평소에 친숙했던 것이 보이지 않았다. 내가 온 길과 내 앞에 펼쳐진 또 하나의 길이 있었지만, 어느 길이 동네 쪽인지 알 수 없었다. 들판을 훑어보며 사람이나 주요 지형지물을 찾았지만 오로지 나밖에 없었다. 이때부터 심장이 두근거리기 시작했고, 여러 가지 의문들과 함께 돌연 공포감이 밀려왔다. 계속 걷는다면 길을 잃게 될 것임을 알았다.

겁먹지 마, 속으로 말했다. 거기서 계속 기다리면 마을 사람, 집으로 가는 길을 알려줄 누군가가 나타날 것임을 알았다. 그래서 카메라를 통해 세상을 보다가 현재 방향 감각을 완전히 잃었다는 생각에서 벗어나려고 노력하면서, 점점 차분해지기를 바라며 천천히 걸었다. 그때 그들을 발견했다. 내 쪽으로 다가오는 두 사람, 밝은 빨간색 코트를 입은 남녀였다. 심장 박동 리듬이 좀 더 편안하게 안정되었다. 나에게 다가오는 그들에게 미소를 지었고 그들도 나를 보고 미소를 지었다.

"이 길이 마을로 돌아가는 길이죠?"

내 안의 나침반이 옳은 길을 알려주었기를 바라며 물었다. "안녕하세요, 웬디. 그래요. 이 길 끝까지 가서 오른쪽으로 돌면 바로 나올 거예요"라고 남자가 말했다.

오른쪽으로 돌아, 나 자신에게 말했다. 바로 나한테 필요한 대답이었다. 그들에게 고맙다는 인사를 하고 계속 길을 가면서 그 말을 계속 되풀이했다. 가면서 사진도 찍었다. 잠시 후 나는 들판의 끝에 이르렀고, 남자의 말대로 오른쪽으로 돌았다. 갑자기 세상이 뚜렷하게 보였다. 내가 어디 있는지도 당연히 알았다. 농부의 들판 경계와 그의 집이 보였다. 들판에는 들꽃이 정성스럽게 심겨 있었고 대문 옆에는 검은 개가 앉아 있었다. 오른쪽에는 커다란 떡갈나무와 집으로 돌아가는 길이 있었다.

나는 카메라를 들고 렌즈를 통해 그 풍경을 보았다. 당연히 여기가 어딘지 알았다. 오늘은….

자기 집에 거주하기

나는 치매 환자가 될 수 있는 대로 오랫동안 자기 집에 머물면서 독립적으로 생활해야 한다고 여러 번 주장했다. 나만 그렇게 생각하는 것이 아니다. 우리가 친구와 친척, 전문가들에게 들어야 하는 의견은 할 수 없다는 것이 아니라 할 수 있게 만들 방법이다. 치매 환자를 위한 건물 설계 전문가인 마거릿 칼킨스는 그 분야의 선구적인 건축가이자 디자이너다. 칼킨스는 치매 환자들이 점점 늘고 있는데 그들의 인권이 사회에서 존중받고 지지받으려면 치매에 대한 사고부터 바꿔야 한다고 말했다. 현재 눈에 띄게 부족한 치매에 대한 사고를 설득력에 기초한 사고로 바꿔야 한다는 것인데, 이 점을 깨달았을 때 불현듯 좋은 생각이 났다고 했다. 나는 전문가들이 우리가 할 수 없는 일이 아닌 할 수 있는 일에 집중하는 방법에 대해 종종 이야기했는데, 그것은 집을 포함하여 우리의 생활 전반에 적용된다.

애시 오스본은 2020년 보고서에서 '집이 처음 지어질 때부터 빌트인이 된 것처럼 집에 있던 물건을 가능한 한 오래 간직하는 것의 중요성'에 대하여 이야기한다. 이런 물건은 치매 때문에 생활에 문제가 생겼음에도 환자가 과거 생활과의 관계를 즐길 수 있게 해준다는 것이다.

우리 주변에 있는 모든 것이 우리의 인생 이야기를 들려준다는 것은 사실이다. 나는 블랙풀 해변에서 보냈던 날들을 다시 떠올리고 싶을 때는 갖고 있는 밝은 색의 큰 조개껍데기만 보면 된다. 그 즉시 파도 소리, 발가락 사이로 들어왔다가 빠져나가는 파도의 느낌을 떠올릴 수 있다. 그 때문에 다른 사람들에게는 중요하게 여겨지지 않더라도, 나한테는 이런 물건들이 어수선하다거나 필요 이상으로 남는 것이 아니다. 이런 물건들은 내 삶의 시금석이다. 흔히 요양원으로 거주지를 옮긴 사람들은 작은 방에서 생활해야 하므로 이런 물건들을 버려야 하는데, 그러면 분명 많이 슬플 것이다.

오스본의 보고서에는 치매 환자가 더 잘 지낼 수 있게 해줄 변경 가능 방법들이 열거되어 있다. 이 중에 문이나 복도를 넓힌다거나 벽을 없애서 거실을 더 개방형으로 만드는 등 집의 구조 변경이 있을 수도 있다. 치매 환자에게는 목적지와 출발지를 모두 볼 수 있는 것이 중요하다. 지금 집으로 처음 이사 왔을 때, 나는 이 방에서 저 방으로 가면 닫힌 문 때문에 이전 방에 무엇이 있었는지 잊고서 방향 감각을 자주 잃었다. 그래서 드라이버를 이용하여 문들을 떼어내는 것으로 문제를 해결했다. 그렇게 하니 주방에 있으면서 거실을 볼 수 있었고 거실에서도 주방이 보였다.

램프나 손잡이 레일 같은 고정 장치와 내부 시설물을 설치하는 비구조적 변경 역시 집에서 생활하는 치매 환자, 특히 발을 헛디디거나 잘 넘어지는 환자에게는 아주 중요할 수 있다. 이런 시설물들은 환자가 집에서 자신 있게 움직일 수 있게 해준다. 그러나 당연히 안전이 중요하긴 하지만, 집은 누가 뭐라 해도 가정이라는 사실을 기억하는 것이 중요하다. 치매에 걸린 많은 친구들은 사랑하는 가족들이 편안한 마음으로 지낼 수 있도록 집을 너무 진료실처럼 만들지 않는 것이 중요하다고 말했다.

집을 조금만 바꿔도 치매 친화적으로 만들 수 있다. 소용돌이 문양의 카펫은 반드시 바닥과 대조되는 색의 카펫으로 바꿔야 한다. 조명은 바꿀 수 있는 또 다른 주요 품목이다. 내 경험에 비추어 볼 때, 말하기 그렇지만 에너지 절약 전구는 켜지기까지 시간이 너무 오래 걸리기 때문에 치매 환자에게 별로 도움이 되지 않는다.

실내를 분명하게 볼 수 있을 즈음에는 왜 그 방에 왔는지 잊어버렸을 수 있다.

오스본의 보고서는 다음과 같이 계속 이어진다.

이 분야의 많은 전문가가 집을 고치는 것은 치매 초기 단계에 완료하는 것이 가장 좋다고 제안했다. 이때는 그런 변경이 환자의 혼란 정도에 긍정적인 영향을 주고 노화를 잘 하도록 지원할 수 있다. 치매가 진행된 후기에 수반된 변경은 오히려 환자를 혼란하게 만들고 환자의 생활에 부정적인 영향을 줄 수 있다.

아직 가능할 때 변화에 익숙해지기 위해 앞으로 일어날 문제를 예측하여 해결해보려고 시도하는 것이 가장 좋은 것은 사실이다. 지금까지와는 다른 색으로 방을 장식하는 것도 혼란을 일으키고 환자가 그 방을 더 이상 자기 방이 아니라고 생각하게 만들 수 있다.

정리정돈은 치매 환자에게 더 편안한 환경을 만드는 간단한 방법이다. 러그나 슬리퍼처럼 환자가 걸려 넘어질 수 있는 위험한 것들과 잘 사용하지 않는 테이블이나 발판 같은 작은 가구들을 치우자. 나는 책상 위가 너저분한 것을 좋아하지 않지만, 아이패드나 휴대전화기, 열쇠, 펜과 종이, 타이머 같은 것들은 주방에 보이게 있는 것이 좋다. 내가 밖에서 보이지 않도록 유일하게 수납장에 넣는 것은 옷, 그릇, 찬장에 있는 음식이다. 하지만 그런 경우에도 그 안에 무엇이 있는지 알기 위해 사진을 찍어 문에 꽂아두었다. 어떤 사람들은 찬장 안이 보이도록 나무 문을 유리로 바꾸기도 한다. 다음은 치매를 앓는 친구들이 집에서 잘 지내기 위해 생각해낸 방법들이다.

> "우리는 정리를 더 잘하게 되었어요. 예전에는 열쇠와 안경, 핸드백을 여기저기에 두었지만 지금은 늘 같은 곳에 둡니다. 매일 밤 같은 장소에 두면 놀랍게도 아침에도 제자리에 있죠. 비결은 정리입니다."
> "서랍과 옷장에는 무엇이 있는지 알 수 있도록 잠옷, 보온 의류 등이 적혀 있는 목록을 두었어요. 하지만 누가 뭐라 해도 이 일을 해낸 주인공은 알렉사입니다. 알렉사는 난방을 꺼야 할 때, 불을 꺼야 할 때 등등 온갖 일을 알려줘요. 그래서 지금 두 명이 나를 책임지고 있어요!"

창문으로 밖을 내다볼 수 있도록 생활공간을 정비하는 것은 집을 개조하는 중요한 방법이 될 수 있다. 창밖을 내다보며 지나가는 동물들을 보고, 사람들에게 손을 흔들고 그들도 나에게 손을 흔들어주는 것을 보면 즐겁다. 애시 오스본의 보고서는 바깥을 내다보는 창처럼 간단한 것으로 '이웃과의 유대감에 중요한 효과를 거둘 수 있다'라는 의견을 말하고 있다.

그 외에 꼭 고려해야 할 요소는 소음이다. 치매 환자에게 소음은 휠체어를 탄 사람 앞에 놓인 계단과도 같으므로, 청각 자극, 더 정확히 말해서 간섭이 적을수록 좋다. 바로 그런 이유로 나는 세탁기를 온실에 두었고, 온실 문을 닫으면 세탁기가 돌아갈 때 나는 덜커덩 소리를 듣지 않아도 된다. 하지만 세탁이 끝났음을 알리는 소리는 기분 좋은 선율이라 별로 고통스럽지 않다. 우리 동네에 에어컨이 설치된 집이 한 곳 있는데, 너무 시끄러워서 에어컨이 설치된 후로는 그 집 앞을 가지 않으려고 한다. 어떤 사람에게는 지극히 평범한 것이 다른 사람에게는 아주 많이 방해된다는 사실이 놀랍기만 하다. 강화마루나 우드 블라인드와 달리 카펫과 커튼은 소음을 잘 흡수할 수 있다.

추억의 방

문을 열고 추억의 방에 들어가면 그 즉시 평온함과 따뜻함을 느낄 수 있다. 여기에서는 그냥 앉아 있는 날이 거의 없으며, 그 대신에 나와 내 삶이 연결되어 있다고 느껴야 할 때, 나를 보며 미소 짓는 모든 사람, 내가 있었고 사진을 찍었던 모든 장소의 잔상을 떠올려야 할 때를 위해 아껴둔다. 이곳은 우리 집 위층에 있는 남는 방에 불과하지만, 그 이상으로 훨씬 큰 의미가 있다. 이곳은 행복했던 순간이 담긴 사진이 정말 많고, 나에 대해서 내 혈관을 흐르는 피만큼이나 많은 이야기를 해준다. 내가 정말 누구인지 모를 정도로 상태가 나쁜 날에는 특히 그렇다.

내 앞의 벽 꼭대기에는 사진들이 빨간 끈에 묶여서 색깔이 있는 작은 못에 걸려 있다. 세라와 젬마가 어릴 때 사진들인데, 보고 있노라면 절로 미소 짓게 된다. 특히 눈길이 가는 사진이 있다. 세라가 열한 살, 젬마가 여덟 살 무렵의 사진이다. 찍은 장소는 기억나지 않지만, 어깨 너머로 나를 보며 미소 짓는 두 아이의 얼굴에 행복이 분명하게 나타나 있다. 필름에 담긴 그런 순간들은 천금처럼 귀중하다. 기쁨, 당혹감, '저리 가요 엄마. 지금 사진 찍을 기분 아니라고요' 등, 두 아이의 얼굴에 보이는 모든 표정을 내가 얼마나 잘 알고 있었는지 금세 생각난다.

천천히 방을 둘러보면 사진마다 추억이 물밀듯이 밀려온다. 내가 행복했던 장소의 사진도 있다. 대부분은 케직이지만 룰워스코브와 더들도어(영국 남서부 해안의 기암괴석과 멋있는 풍경으로 유명한 관광지–옮긴이)도 있고, 블랙풀 해안선을 배경으로 한 외로운 갈매기 한 마리의 실루엣도 있다. 그 순간 대부분의 사진에 해변이든 호수든, 마을 연못이든 물이 있다는 것을 깨닫는다. 무엇 때문인지 나는 늘 물과 연관이 있었다.

구석에는 추억 상자 세 개가 높이 쌓여 있다. 딸들의 첫 신발로 시작하여 상자들을 하나둘 채웠는데, 아마 잊는 것에 대한 두려움 때문에 지금은 아주 작은 것도 모으고 싶다. 앞에서 말했듯이, 이곳은 우리 집의 그냥 방이지만, 그 이상으로 훨씬 큰 의미가 있다. 내가 여기 현재에 있지만, 여기에서 만들어진 것은 나의 과거, 즉 내 삶이 씨실과 날실로 엮인 태피스트리이고 그 안에는 멋진 사람들과 장소가 그려져 있다. 이곳에 한 발을 내디디면 나의 과거가 반겨준다. 딸들의 졸업사진을 보면 순식간에 다시 아이, 초보 엄마, 싱글맘, 자랑스러운 엄마가 된 것 같다. 여기에서는 평온해진다. 내가 누구인지가 기억이 나기 때문에 치매를 막기 위해 문을 달을 필요가 없다. 이 방은 나에게 성스러운 곳이다. 여기에서는 치매라는 병이 존재하지 않는다.

집과 요양원

치매에 걸린 사랑하는 가족이 집에서 생활할 때, 그 가족들이 환자가 안전하게 지내고 있다고 느끼고 싶은 마음은 이해가 간다. 그러나 갇혀서 생활하고 싶은 사람은 없다는 사실을 잊지 말아야 한다. 그렇다면 치매 환자라고 다르겠는가? 흔히 치매 환자의 가족들은 문을 이중으로 잠가서 환자가 갇힌 것처럼 느끼게 하는 조처를 할 수 있다. 이런 조치는 대개 아주 좋은 의도로 이루어지지만, 사실 이에 안도감을 느끼는 것은 간병인뿐이다.

2020년에 보고된 리버풀대학교 보고서는 요양원의 적절한 물리적 구조가 입소자의 웰빙에 얼마나 큰 영향을 미치는가에 초점을 맞추었다. 이 보고서는 눈에 보이는 보안대책에 대하여 경고했다. "출구가 감춰져 있고 무음 전자 잠금장치가 설치된 시설에 거주하는 입소자들은 우울증 수준이 낮았다"고 보고서의 저자들은 진술했다. "보안대책의 전반적인 이득은 문이 잠긴 환경에서 치매 환자가 격리 또는 구속되었다고 느낄 때의 잠재적인 위험과 비교해보아야 한다."

내가 여러 번 들었던 한 가지 해결책은 누군가가 집을 나가기 쉬운 경우 현관문 위에 커튼을 다는 것이다. 커튼이 쳐진 문은 조사해봐야겠다는 마음이 들지 않게 하지만, 잠금장치가 많이 있으면 갇힌 느낌이 들게 할 수 있다. 이것은 또한 요양원의 멋진 야외 활동에 대한 접근에도 해당된다. 같은 보고서는 이것이 정원과 다른 야외 구역에 갈 수 있는 치매 환자에게 아주 유익하며 그에 따라 "접근 제한… 의도치 않은 영향을 미칠 수 있다"고 기록했다.

한 친구가 최근에 거처를 요양원으로 옮겼는데, 직원이 동반할 때만 야외에 나갈 수 있게 되었다. 이 때문에 그녀는 갇히고 폐쇄된 느낌이 들어 아주 우울해졌다. 요양원에 정원이 있다면 당연히 입소자들이 접근하기 쉽고 안전하게 다닐 수 있어야 한다. 그렇지 못하다면 건축가는 왜 이렇게 잘못된 설계를 했는지 자신에게 물어야 할 것이다. 추억 상자, 배회로, 향기 나는 꽃, 야생동물을 볼 수 있는 전망대가 있어서 건강 유지에 도움이 되는 정원을 특징으로 하는 거주 시설은 삶의 질을 향상시키고 입소자의 동요와 우울증을 개선시킬 뿐만 아니라 직원과 가족들의 스트레스를 낮춘다고 보고되었다.

물론 요양원은 입소자들에게 가장 좋은 환경을 조성하는 데 집중하는 것이 중요하지만, 그들의 친구와 가족들도 잊으면 안 된다. 리버풀대학교 보고서는 이렇게 전했다. "규모가 작은 요양원에서는 가족들이 방문객이라기보다는 구성원 대우를 받으며 식사 시간에 참여할 수 있다고 보고했다. 이런 방침은 가족이 입소자를 더 자주 방문하도록 촉진시켰다."

이 문제가 해결되고 있다니 좋은 소식이다. 대개의 경우 요양원에는 규칙이 너무 많이 있을 수 있는데, 이는 방문을 장려하기보다는 방해한다. 한 가족에게 들은 내용이 기억난다. "엄마는 지금 안전해요. 요양원에서 보살피고 있으니 우리는 걱정하지 않아도 됩니다. 엄마가 아프면 요양원에서 전화할 거예요." 하지만 그들은 어머니가 요양원에 있는 것을 보기 힘들었기 때문에 한 번도 방문하지 않았다. 그런 이야기를 들으면 너무 슬프다.

치매 마을

나는 '치매 마을'에 대하여 아직 결론을 내리지 못했다. 네덜란드에 있는 호그벡 치매 마을은 엄청난 찬사를 받았으며, 전 세계적으로 갑자기 나타난 다른 많은 치매 마을에 영감을 주었다. 영국 북서부에 있는 비롱 치매 마을도 비슷한 방식이다. 암스테르담과 가까운 호그벡 치매 마을은 외부인 출입이 통제되며, 152명의 치매 환자가 23채의 집에서 거주하고 있다. 축구장 열 개 크기의 이 마을에는 마을 광장, 극장, 정원, 우체국이 있고, 한 집에서 6~7명이 '정상적'으로 보이는 생활을 하고 있다.

그들은 주로 중증 치매 환자인데, 특정 인구층을 격리한다는 생각은 항상 우려가 된다. 주민들을 보살피는 직원 250명은 모두 치매 전문가이며, 주민들은 마을 안에 있는 상점, 식료품점 등에서 일을 한다. 마을 안에 있는 식당과 술집은 주민뿐만 아니라 그들의 친구와 가족, 주민을 돌보는 직원들을 대상으로 영업을 한다. 이론적으로는 그럴싸하게 들리고, 호그벡 치매 마을에 대한 고객만족도 점수는 평균 9.1점으로 일반적인 요양원에 대한 전국 평점인

7.5점보다 높다. 하지만 어딘가 아주 부자연스럽게 여겨지는 것이 있다.

얼마 전 밤에 보이지 않는 누군가가 통제하는 높은 철제문 안으로 끌려가는 꿈을 꾸었다. 안에 들어가자 내 뒤에서 철커덩하고 문이 닫혔다. 그 즉시 죽어서 더 좋은 곳에 갈 때까지 여기에 갇혀 지내야 하는 죄수가 된 것 같았다. 꿈속에서 마을의 거리를 걸었는데 모든 것이 가짜처럼 느껴졌다. 절대 판매되지 않을 가짜 상품이 진열된 가짜 상점 창을 쳐다보고 있는 우리 치매 환자들을 사람들이 조롱하고 있는 것 같아서 미친 듯 웃음이 나왔다. 그곳에는 많은 색이 있었지만, 영혼이 없었다. 문을 열어보았지만 손잡이가 돌아가지도 않았다.

이 악몽 속에서는 한 남자를 제외하고는 모든 사람이 두 명씩 걸었다. 그 남자는 우리 옆을 지나가면서 내 귀에 속삭였다. "도망치는 중이에요." 그는 절대 풀어주지 않을 원형 도로에서 발을 질질 끌며 걸었다. 나도 다른 사람들처럼 떠나고 싶었지만, 더 이상 아무 소리도 들을 수 없는 단계에 이르렀다. 이곳에 막 들어온 나는 굴복했고, 그 느낌 때문에 화들짝 놀라서 깼다. 그리고 내 침대에 누워 있다는 사실에 안도하며, 그것을 확인하기 위해 알렉사에게 불을 켜달라고 했다.

나는 이 상황이 단지 꿈이었다는 것을 확실히 해야 하지만, 나의 잠재의식이 그런 장소에 대해 말하는 것은 분명하다. 분명 그런 마을들이 일부 사람에게는 훌륭하게 보이며, 치매 환자에 맞게 이렇게 양식화된 환경이 점점 인기를 끄는 것 같다. 샌디에이고 외곽에 있는 글레너 타운 스퀘어는 위탁센터 모습의 '틀을 깼다'라고 주장한다. 이 마을은 샌디에이고 변두리에 있는 대형 창고 안에 자리하고 있다. 일단 메인 로비에 들어가면 방문객들은 1950년대 풍의 오래된 극장, 식사 테이블이 있는 작은 식당, 당구대가 있는 술집, 주유소에 서 있는 오래된 차, 이발소, '백화점', 미니 박물관, 20석이 있는 영화관까지 이런 것들을 보게 된다.

개인적으로 나는 이렇게 조작되고 자연스럽지 않은 환경을 좋아하지 않는다. 하지만 그런 것들이 일부 사람들에게는 얼마나 자극적일지 알 수 있다. 나한테는 절대 움직이지 않는 자동차가 가짜 주유소에 서 있는 것이 혼란스럽게 느껴진다. 예전에 어떤 요양원에 있는 영화 상영실에 갔었는데, 온통 검은색이어서 방향 감각을 완전히 잃었다. 이런 장소에 대하여 내가 걱정하는 것은 그 이면의 사고 과정이다. 누구 생각이었을까? 봉사가 목표인 사람들인가 아니면 영리 목적으로 이렇게 기발한 아이디어를 생각해낸 회사들인가? 나는 사람들이 질병을 이용하려는 아이디어를 좋아하지 않는다.

하지만 단기 돌봄 서비스는 거주지를 옮기려고 거주 시설을 알아보거나 치매 환자 또는 간병인을 위해 하루 휴식을 원하는 사람들에게 좋은 징검다리가 될 수 있다고 생각한다. 친구인 크리스는 그냥 휴식할 수 있다는 이유로 단기 돌봄 서비스를 받는 날을 기대한다. 그는 원하면 온종일 조용하게 앉아 있을 수 있다. 그러나 집에 있으면 아마 대화를 해야 한다고 느낄지 모른다. 그의 아내는 '그를 보내버리는' 것처럼 느껴져서, 좀 더 설득이 필요했다. 하지만 꼭 그렇게 느끼지 않아도 되며, 그것은 두 사람 모두에게 고마운 휴식이 될 수 있다.

노르웨이에서 효과가 좋았던 모델이 있는데, 바로 '그린 케어'다. 이 서비스는 전통적인 농장을 지역 사회의 치매 환자들에게 개방하는 것이다. 내가 보기에는 이것이 가짜 환경보다 좋고 환자에게 자극도 된다. 이런 시설들에서는 정규 간병인들이 휴식을 취하는 동안 치매 환자들이 주방이나 정원에서 일을 돕거나, 나무를 패거나, 과수원에서 과일을 따거나, 함께 식사를 하거나 산책하러 갈 수 있다. 노르웨이 국가 치매 계획은 "환경은 기능 저하를 보상해야 할 뿐만 아니라 개인의 자원과 강점을 키워야 한다"고 제시한다. 나는 이 의견에 전적으로 찬성한다.

5장

'지금 이 순간'에 몰두하는 '감정'

무엇보다도 치매가 가르쳐준 것은

우리 모두 '지금 당장'으로 돌아와야 한다는 것이다.

진정한 우정은 우리 인생에서 생각만큼 많이 있지 않다. 그것은 말로 표현하기 힘든 것이다. 이 책에서 나의 가장 친구를 어떻게 정확하게 설명할 수 있을까? 평생 알았다고 해서 그녀를 말로는 제대로 표현할 수 없을 것이다.

　나는 서른아홉 살 때 실비아를 만났다. 당시 두 딸을 키우는 싱글맘이었던 나는 생계를 위해 다년간 여러 가지 청소 일을 했다. 많은 사람들처럼 나 역시 실패를 감수할 정도로 용감하다면 더 많은 일을 할 수 있다는 마음 깊은 곳의 직감을 인정하지 않으려고 했다. 병원 물리치료실에서 접수원을 구한다는 광고는 나에게 필요했던 계기였다. 나는 그 광고에 동그라미를 친 뒤 처음에는 그냥 신경도 안 썼다. 모르는 일보다는 아는 일이 더 안전한 법이니까. 그러나 그 구인 광고 때문에 나는 인생의 방향을 급선회했고 거의 이십 년에 달하는 NHS 경력을 쌓기 시작했다. 그리고 그것보다 훨씬 중요하게도 세상에서 가장 친한 친구를 사귀게 되었다.

물리치료실 실장이었던 실비아가 나를 면접했다. 듣자 하니 부서장은 싱글맘에게 기회를 줄지도 확실히 정하지 못했는데, 실비아가 내 처지를 보니 더 믿을 수 있다고 설득했다고 한다. 어쨌든 나는 이 일이 필요했으니까 말이다. 그녀의 직감이 옳았다. 나는 가장 먼저 출근하여 가장 늦게 퇴근했다. 내게 필요한 것은 디딤돌이었고, 실비아는 내 손을 잡고 안내해주었다.

나는 혼자 있는 것에 익숙했고 독립성을 지키고 싶어 했다. 그렇지만 실비아에게는 어딘지 믿을 수 있는 무언가가 있었다. 우리는 많은 면에서 달랐다. 그녀는 외향적이었고 나는 많이 내향적이었다. 그래도 다른 면에서는 비슷했다. 둘 다 아주 성실했고, 어리석은 행동을 참지 못했으며, 예쁜 두 딸을 키우고 있었다. 나이도 비슷했지만, 그녀는 항상 모든 것이 '거의 비슷'하다고 상기시켜주었다. 나보다 한 살 어린 그녀는 인생의 모든 중요한 일들을 내가 먼저 겪었다고 놀렸다.

마흔이 되면서 그 나이가 약속했던 새로운 시작을 선물로 받게 되었다고 내가 장담했지만, 그녀는 마흔이라는 나이에 예민하지 않았다. 그래서 그녀의 마흔 번째 생일에 나는 아이들의 도움을 받아 색칠한 커다란 글자들, "Look Who's 40 Today(오늘 마흔이 된 사람 좀 봐-옮긴이)"을 우리 부서 창문에 붙였다. 나는 주차장에서 오는 그녀를 지켜보았다. 그녀는 글자 하나하나를 읽으며 당황해서 이마를 찌푸렸다. 그러고는 문에 붙은 자기 사진을 발견하고 배후에 누가 있는지 바로 깨닫고는 눈을 굴리고 트레이드마크인 밝은 미소를 지었다. 그날부터 우리는 절친한 친구가 되었다.

둘 다 자매가 없던 우리는 서로에게 자매가 되어주었다. 우리는 건강한 삶을 좋아했기 때문에, 나는 그녀에게 테니스를 가르쳤다. 그때는 코트에 들어갈 때마다 내 안에 있는 나를 이기기로 결심한 목줄 풀린 괴물을 알지 못했다. 그녀가 손에 테니스 라켓을 들고 내 서브를 기다리며 몸을 양쪽으로 흔들면서(내가 그렇게 가르쳤다) 끈기 있게 기다릴 때, 얼굴을 찡그리며 진지하게 집중한 얼굴은 우리 사이의 또 다른 농담거리가 되었다. 실비아는 주름이 생기는 것을 싫어했기 때문에, 그녀가 얼굴을 찡그릴 때마다 내가 놀리면 바로 미소를 짓곤 했다. 도시락을 싸서 윔블던 센터 코트 입장권을 들고 윔블던으로 떠나는 여행은 우리가 특히 좋아하는 일이 되었다. 그 모든 입장권을 내 추억 상자 안에 보관해두었다.

그녀가 첫 남편과 헤어졌을 때는 아무 말도 할 필요가 없었다. 그냥 나에게 와달라고 부탁할 뿐이었다. 우리는 막다른 골목에 있는 그녀의 집 거실에 함께 앉았다. 그녀의 무릎 위에는 웨스티 두 마리가 있었고, 나는 주방에서 차를 가져왔다. 우리 둘 사이에서는 말하지 않아도 상대의 생각을 알 수 있는 때가 종종 있었다. 그녀가 이혼하고 몇 주 후, 나는 변화가 필요하다고 실비아를 설득했다. 그래서 그녀가 '감독'하며 지켜보는 가운데 나는 장식 기술을 발휘하여 그녀의 침실을 개조했다. 우리는 많은 와인을 마시며 그 시절을 견뎠다. 실비아가 소개해준 레이크 디스트릭트에서 보낸 휴가처럼 멋진 시간들도 있었다. 우리는 왈라 크래그(레이크 디스트릭트에 있는 산-옮긴이)의 정상에 올라 산들바람을 즐기며 앉아 있곤

했다. 실비아는 방향 감각이 별로였기 때문에 내려오는 길은 내가 안내했다.

우리는 삶에서 행복했던 순간도 함께 축하했다. 실비아가 데이비드를 만났을 때, 그녀는 십대 소녀 같았다. 그래서 그와 떨어져 있으면 허전한지를 테스트하기 위해 주말에 나를 데리고 케직에 갔다. 우리는 온종일 트레킹을 하기로 했고, 실비아는 내 것과 같은 트레킹용 지팡이를 구입했다. 그녀는 나보다 키가 많이 작아서 그 기다란 지팡이를 들고 걸어가는 모습을 보고 우리는 얼마나 웃었는지 모른다. 우리는 케직 철도 오솔길을 따라 걷다가 멈춰 서서 지팡이를 줄이려고 했다. 하지만 당겨서 비틀어보고, 밀며 당겨도 봤지만 소용없었다. 이내 우리는 참지 못하고 웃음을 터뜨렸다. 그때 한 나이 든 부인이 엄숙한 표정으로 우리에게 다가왔다. 가까이 온 부인은 한마디도 하지 않고 우리 손에서 지팡이를 가져가더니 길이를 조정해주고는 갈 길을 갔다. 우리는 서로 눈도 못 마주치고 그녀만 쳐다보았다. 우리 소리가 들리지 않을 정도로 그녀가 멀리 가고서야 우리는 크게 웃었다.

내가 치매 진단을 받자, 실비아는 할 수 있는 모든 것을 배우기로 결심했다. 하지만 가장 친한 친구로서 그녀가 가장 먼저 알아챈 것은 나의 감정 변화였다. 그녀는 내 감정의 범위가 줄어들어 행복과 슬픔, 만족만 나타낸다는 것을 누구보다도 잘 이해했다. 마치 가까이에 있는 더 중요한 일에 집중하려면 내 뇌의 범위를 줄여야 하는 것처럼, 더 이상 상황에 맞는 감정을 느끼지 못했다. 대부분의 사람들과 달리 실비아는 그것을 이해했고, 이해가 안 되면 이해될 때까지 물어보았다. 나는 내 연구 결과를 그녀와 공유했기 때문에, 그녀는 항상 흥미로워했고 아이디어들에 호기심이 많았다. 그래서 몇 년 후 그녀가 난소암 진단을 받았을 때 똑같은 방식으로 자신의 문제에 대처했다.

실비아가 암 진단을 받은 후에도 여러 해를 살 수 있었던 것은 연구 덕분이었다. 그녀는 신약을 시도해보고 새로운 치료법에 대해 모든 것을 배웠다. 그 모든 우여곡절 속에서도 우리는 여전히 일 년에 몇 번씩 만났다. 어느 날, 나는 무언가가 잘못되었다는 느낌에 그녀를 만나야겠다고 생각했다. 그래서 그날 바로 기차를 타고 갔는데, 사실 그녀는 의사에게서 나쁜 소식을 전해들은 참이었다. 그녀는 말했다.

"네가 슬퍼할 걸 아니까 말하고 싶지 않았어."

그 순간, 그녀 몸속의 암을 내 몸속으로 옮길 수만 있다면 나는 그렇게 했을 것이다. 실비아에게는 여전히 살아야 할 날이 많았지만, 나의 미래는 이미 치매에게 빼앗겼다. 실비아가 데이비드와 더 많은 시간을 보낼 수 있도록 나는 기꺼이 그녀에게서 암을 가져왔을 것이다. 하지만 그것은 불가능한 꿈이었다.

암이 그녀를 장악했고 실비아는 병원에 입원하여 쓸 수 있는 모든 치료법을 다 써보았다. 하지만 이번에도 그녀는 상황이 얼마나 나쁜지 나에게 말하지 않았다. 나는 듣지 않고도 느낌으로 알았다. 일 년 중 내가 가장 좋아하는 시간인 크리스마스가 다가오고 있었다. 그녀는 꺼져가는 자신의 영혼 때문에 내 영혼까지 망가져서는 안 된다고 판단했다. 마지막까지 다른 사람을 먼저 생각하고 있었다.

실비아는 퇴원 허락을 받아 인생의 마지막 몇 주는 집에서 남편, 딸들과 시간을 보낼 수 있었다. 아래층에 병원 침대를 들여놓았고, 이번에도 나에게 진실을 말하기가 두려웠던 그녀는 자신이 곧 죽을 것이라는 사실을 나에게 알려야 하는지에 대해 세라와 상의를 했다. 고맙게도 세라는 내가 무슨 일이 있어도 우리의 아름다운 마지막 대화를 놓치려 하지 않을 테니 알려야 한다고 그녀를 설득했다. 내가 치매에 걸렸는데, 가장 친한 친구가 죽어가고 있음을 알게 된다는 것은 이상한 일이다. 내가 그렇게 걱정한 대상은 내가 아니라 다른 사람들이었다. 때가 왔을 때, 내가 실비아의 죽음을 잊고 그녀에게 메시지를 보낸다면 어떻게 될까? 데이비드를 속상하게 만든다니 생각도 하고 싶지 않았다. 치매를 앓는다는 사실만으로도 언짢은데, 다른 사람들에게 고통을 주고 싶지 않았다.

실비아가 점점 쇠약해지자 우리 사이에 오가던 메시지가 중단되었다. 어쨌든 우리는 하고 싶은 말은 다 했다. 어느 겨울 아침, 데이비드로부터 간단하지만 아름다운 문자 메시지를 받았다. "03시 05분, 아주 밝은 빛이 꺼졌습니다." 나는 "언제나 우리 마음에서 빛날 거예요, 데이비드"라고 답장을 보냈다.

데이비드는 나에게 실비아의 마지막 소원이 캐러밴을 빌려 타고 나를 보러 오는 것이었다고 말해주었다. 그들은 그녀에게 달린 기계에 전기를 계속 공급하는 방법까지 찾아냈지만, 그 소원은 정녕 이루어지지 않았다.

나는 내가 치매를 앓을 때 우리의 추억을 담아놓은 책장 두 개에 대하여 자주 이야기했다. 하나는 사실에 의거한 책장이다. 그것은 취약하고 치매 때문에 좌우로 흔들려서 책들이 잘못된 칸으로 내던져진다. 그래서 추억과 오랜 세월, 사람들이 뒤죽박죽이 된다. 그 옆에 있는 또 다른 책장은 더 튼튼한 감정의 책장이다. 아마 나는 그 책장이 그 무엇에도 흔들리지 않는다는 것을 잊었을 것이다. 가장 의미 있는 추억을 위한 장소로, 우리가 가장 사랑했던 사람들, 우리를 가장 행복하게 만든 사람들, 우리가 깊이 상실감을 느끼는 사람들을 위한 책장이다. 실비아가 그 책장에 자리하고 있고, 그 칸에는 절대 꺼지지 않을 밝은 빛이 있음을 이제는 안다. 그 칸에 있는 그녀가 내 안에 살아 있는 한, 그녀의 죽음을 잊을까봐 걱정할 필요가 없었다.

슬픔에 사로잡혀서 마을을 돌아다녀도 내 안의 슬픔을 몰아낼 수 없는 날이 있다. 나는 치매에 걸리기 전에 슬픔이 어떤 느낌이었는지, 인형 안에 작은 인형이 또 들어 있는 가학적인 러시아 인형처럼 하나의 슬픈 순간이 또 다른 힘든 순간들에 대한 기억을 열어 나를 미치게 만들 수 있었는지 안다. 하지만 지금은 그렇지 않다. 여러 가지 면에서 아주 잔인할 수 있는 이 병 덕분에 나는 가장 슬픈 순간에 너무 오래 머물러 있지 못하는 것 같다. 아니나 다를까 실비아의 죽음을 생각하다가 왈라 크레그에서 한 트레킹, 햇볕 속에서 치던 테니스, 그녀의 아늑한 거실에서 마시던 와인 등 금세 또 다른 장면이 떠오른다.

실비아는 내가 울새를 좋아한다는 것과 울새가 오래전에 죽은 사람의 영혼이 된다는 이야기를 믿는다는 것을 알았다. 그녀가 죽던 밤, 나는 정말 멋진 꿈을 꾸었다. 꿈속에서 나는 실비아에게 울새가 되어 나에게 돌아와서 여전히 나와 함께 있다는 신호를 달라고 부탁했다. 꿈속에서 처음 보는 울새가 정원에 나타났고, 나는 작은 씨앗과 소기름이 담긴 손을 높이 들고 바깥으로 나갔다. 울새가 날아와 내 손 위에 조용히 앉았다. 작은 씨앗 하나를 가져가서 나를 올려다보며 내 시선을 붙잡고는 바로 내 손금에 똥을 쌌다. 나는 정말 크게 웃었지만, 울새는 움직이지 않았다. 그때 알았다. 실비아가 왔구나, 나의 가장 친한 친구가 와서 인사를 하는구나 하고 말이다.

감정을 느낄 수 있는 능력

치매 환자들은 진단을 받은 후 감정에 대하여 서로 다른 경험을 하는데, 이는 드문 일이 아니다. 질병 자체가 어느 정도 원인이 되었는지, 그리고 치매 진행 속도가 늦춰지기를 바라는 마음으로 처방받은 약물의 영향이 어느 정도인지 정확하게 밝히기 어렵다. 이 글을 쓰는 동안 알게 된 것처럼 이 분야에 대한 연구는 거의 이루어지지 않았다. 유일한 것은 뇌 질환을 진단받은 환자들의 감정 생활에 대하여 사회, 심지어 전문가와 학계에서도 오랫동안 신봉해온 가설이다. 앞에서도 여러 번 말했듯이 문제는 일단 진단이 내려지면 사람들은 그 사람이 아니라 질병만을 본다는 것이다. 계속 반복해서 저지르는 실수임에도, 이 문제를 해결하기 위한 노력이 거의 없었던 것처럼 여겨질 수 있다.

치매 환자의 감정 변화에 대한 연구 논문들을 살펴보았지만 알아낸 것은 거의 없었다. 치매를 앓고 있는 사람들은 바로 우리인데도, 거의 모든 논문이 간병인이 겪는 감정만을 다루었다. 그래서 사람들이 우리의 감정 특징을 이해하려는 노력을 좀 더 기울인다면 '도전적인 행동'에 대한 소문이 줄어들 수도 있겠다는 생각이 든다. 아마도 우리를 좀 더 잘 이해해준다는 기분이 들 것이다.

나는 친구이자 브래드포드대학교의 치매 치료 교수인 얀 오예보데 교수에게 조언을 구했다. "공식 연구에서 빠진 부분은 치매 환자가 겪는 감정을 분명하게 이해하기 위해 착수된 연구예요"라고 그녀는 설명했다. "수십 년 동안 치매 환자들을 임상적으로 만나면서 치매가 인간의 모든 감정을 느끼는 능력에 똑같이 영향을 미치는 것이 아니라, 사람마다 다르게 나타난다는 사실을 여전히 말하고 싶습니다. 우리는 중증 치매 환자들과의 접촉을 통해 그들에게 말하기, 기억 등등의 문제가 있을 수 있음을 알고 있지만, 행복, 슬픔, 분노, 좌절, 만족 등 누구나 느끼는 모든 감정이 환자들에게서도 여전히 보여요."

사실 어떤 치매 환자의 감정적인 생활을 필요 이상으로 과장해서 대하기보다는, 감정은 자아감을 지키는 실질적인 핵심일 수 있다고 생각하는 것이 적절할 수 있다. 감정은 과거의 기억으로 돌아가게 해주는 창이 되기 때문이다. 마리 밀즈는 1997년 자신의 논문에서 "과거 경험과 연관된 감정은 회상을 위한 강력한 신호가 된 것으로 보였으며, 자기 이야기가 담긴 모든 정보를 제공할 뿐만 아니라 설명의 중요한 특징을 만들었다"라는 결론을 내렸다. 나의 추억의 방을 둘러보기만 해도 그것을 관련시켜서 설명할 수 있다.

나의 인생에서 감정적으로 더 끌리는 기억은 뇌에 더 단단하게 결합되어 있다는 것을 확실히 안다. 런던에서 있었던 한 강연에 참석했는데 주최 측이 내가 강연자라는 것을 잊었을 때 느꼈던 슬픔을 지금도 떠올릴 수 있다. 나는 강연 준비가 되어 있었고 메모를 손에 들고 있었는데, 사회자는 내 이름을 부르지 않았다. 나를 빼먹고 다음 강연자로 넘어간 것이다. 그렇게 무시당한 것에 나는 망연자실했다.

사람의 뇌는 한 곳이 손상당해도 다른 경로를 이용하여 그 일을 하거나 기억할 수 있는데, 이런 특징을 신경가소성이라고 한다. 우리는 고속도로가 차단되면 다른 도로를 이용하는데, 우리 뇌도 그러하며, 심지어 치매 환자의 뇌도 마찬가지다.

밀즈는 보고서에서 다음과 같은 결론을 내렸다.

자전적 기억과 연관이 있는 감정의 특징과 기억의 지속 기간은 치매 노인의 감정과 떠올릴 수 있는 장기 기억 사이의 관계를 암시한다. 더욱이 기억의 다른 측면에서는 보이지 않았던 일정한 강도와 지속성이 피조사자의 자전적 감정 기억에 나타난다.

계속해서 "기억력은 피조사자의 감정과 감정 반응보다 빠르게 감퇴하는 것으로 나타났다"고 했다.

조기 발병 치매를 진단받은 환자의 감정 전 영역을 탐구하는 것을 목표로 한 또 다른 연구도 있었다. 샬롯 베리의 2017년 보고서는 치매 환자에게서 두려움과 분노, 슬픔, 만족의 네 가지 감정이 가장 두드러진다는 사실을 밝혔다.

연구 결과, 참가자들은 진단을 받고 그 반응으로 두려움과 상처받기 쉬운 감정을 느꼈던 것으로 드러났다. 참가자들은 연구자들이 치매 환자를 위해 한 일도 별로 없으면서 자신들을 정형화시키고 있으며 이에 대해 자신들의 발언권이 없다는 사실에 분노했다. 그들은 과거의 자신에 대하여 한탄하고, 고립감과 외로움, 절망감을 겪으며 더 우울해졌다고 이야기했다. 마지막으로 참가자들은 자아를 지키고, 치매를 앓으며 살아가고 있음을 지각하고, 현재를 살고 싶다는 욕구를 느끼는 것, 즉 현재를 최대한 활용하는 것이 만족스럽다고 이야기했다.

나는 몇몇 친구들에게 어떤 감정을 느꼈는지 물어보았다.

"진단을 받은 후 나에게 기분이 어떤지, 내 생각은 어떤지 묻는 사람이 아무도 없었어요. 내가 한 사람이자 어머니, 할머니라는 것까지 다 박탈당한 것 같아요. 동료들을 만나고서야 비로소 다시 말을 할 수 있게 되었어요. 약을 복용하고 있는데, 그래서 다시 말을 할 수 있게 된 걸까요? 다른 환자들이 아무것도 못 느끼는 사람처럼 취급받는 것을 볼 때면, 진단을 받은 후 내가 어떤 느낌이었는지가 기억나서 그들을 대변하려고 합니다."

"내 주치의는 나에게 어떤 기분이냐고 한 번도 물어본 적 없고 내가 이야기하게 허락하지도 않았어요. 앞으로 어떤 변화가 생기느냐고 물으면 마치 내가 자세히 이야기하는 걸 원하지 않는 것처럼 대응해요. 뭘 물어도 '아, 이건 단지 치매일 뿐입니다'라고 대답하거든요. 하지만 나를 담당한 신경과 의사는 '음, 치매일 수도 있고, 다른 것일 수도 있어요'라고 하죠. 깊이 있게 또는 자세하게 논의된 것이 하나도 없었습니다. 가족 중에는 내가 치매에 걸린 걸 언급조차 안 하는 이도 있어요. 그 이야기를 하는 걸 두려워하는 것 같아요."

"연구자들은 환자의 감정에는 관심이 없어요. 그들의 관심사는 상황을 개선시키기 위해 그들이 어떤 일을 할 수 있느냐는 거죠. 조용하고 차분해 보이거나, 아무 말도 하지 않거나 어쩌면 말로 의사소통을 할 수 없는 중후기 치매 환자들은 뇌사 상태로 오해받지만 실상은 그렇지 않아요. 우리는 얼마 안 되는 초기 경험을 통해 환자가 표현하지는 못해도 실제로 그들에게 많은 일들이 일어나고 있다는 것을 알고 있습니다. 그저 생각을 말로 표현하는 기능을 상실한 것뿐인데 왜 그것이 멈춘다고 생각하는지 모르겠어요."

나는 우리의 감정이 끝까지 제대로 기능하지만, 내 친구의 말처럼 사람들에게 보이지 않을 뿐이며, 주의 깊게 관찰한다면 볼 수 있다고 생각한다. 내 생각에는 전문가들이 우리의 감정적 측면에 대해 우리와 이야기하는 것을 난처해하는 이유가 대답해줄 수 없기 때문인 것 같다. 그리고 내 연구 결과에 의거하여 판단해보면, 제대로 된 질문을 하는 사람이 없기 때문이기도 하다. 치매 진단을 받은 이후에도 내 감정은 여전히 존재하고, 다양한 방식으로 나타난다는 것을 나는 안다.

슬픔

실비아가 세상을 뜨고 며칠 후, 나는 세라와 함께 있었다. 나는 우리가 슬픈 이야기를 하고 있다는 것을 의식하고 있었는데 잠시 후 갑자기 행복해졌다. 친구와 걷고 있을 때도 똑같은 일이 일어났다. 친구와 실비아의 죽음에 대해 이야기를 하다 보니 그 친구는 슬퍼졌다. 그러나 그녀가 더 많이 물어보려고 했을 때, 내 생각은 더 행복한 주제로 넘어갔고 나는 다시 기분이 좋아졌다. 분명 다른 사람들에게는 아주 이상하게 보이겠지만, 나한테는 이런 새로운 사고방식이 왠지 정상처럼 여겨진다.

내가 치매 진단을 받은 후 많은 지인이 죽었다. 당연히 슬펐다. 하지만 실비아는 나와 정말 가까운 지인 중에서 가장 먼저 세상을 뜬 사람이기에 그 슬픔을 감당하기 힘들었지만, 나는 생각만큼 많이 울지 않았다. 블로그에 게시하기 위해 그녀에 대한 글을 쓰면서 내가 눈물을 닦고 있음을 깨달았고, 그녀의 남편에게서 사망 소식을 들었을 때와 그녀의 딸로부터 연락을 받았을 때도 분명 울었다. 하지만 눈물을 오래 흘리지는 않았다. 나는 치매 덕분에 슬픔의 순간을 짧게 줄이고, 금세 아주 행복했던 기억을 떠올릴 수 있게 되었다.

다른 사례들도 더 알고 싶어서 친구들에게 슬픔의 경험이 어떻게 변화했느냐고 물어보았다. 그들의 대답은 다 달랐지만, 나처럼 일반적으로 치매 진단을 받은 후 그들과 감정의 관계가 바뀌었다는 것이 확인되었다. 그들의 대답은 다음과 같다.

"내 경우, 슬픔이 꽤 많이 변했어요. 슬픈 일이 생겼을 때 그 일 때문에 며칠씩 울 수 있다는 것을 알게 되었죠. 그 일이 마음에서 잊히지 않아서 행복보다 오래갑니다. 바로 요전에 남편과 거리를 걷고 있었는데 영구차가 지나갔고, 별안간 울음이 터졌어요. 남편이 '무슨 일이야?'라고 물었고, 나는 대답했어요. '그냥 너무 슬퍼. 저 안에 죽은 사람이 있잖아.' 보통은 그런 행동을 하지 않았을 거예요. 그런 광경을 보면 슬프다는 것을 누구나 알지만, 내 감정이 고조되었던 것 같습니다."

"나한테는 너무 슬픈 나머지 무엇을 해야 할지 모르는 시간 단위가 오 분, 한 시간, 온종일 있다는 것을 알게 되었어요. 울고 싶은 마음이 들고 눈물이 납니다. 내가 슬프다면, 일어난 어떤 일 때문에 슬픈 거예요. 하지만 바로 눈물을 흘리는 것과 감정은 완전히 다른 것 같아요. 무의식적으로 자신이 그것을 설명하고 있는 사람의 처지에 있다고 상상하면, 숨이 막혀요. 자꾸 그 순간 그들의 머릿속에 있는 것 같아요."

"나는 더 이상 슬픔을 느끼지 않아요. 좀 더 감정적으로 되어서 전에는 전혀 걱정하지 않았을 일들 때문에 눈물을 흘리게 되었어요. 바로 울지요. 하지만 전과 같은 슬픔은 느끼지 않아요. 내 경우 슬픈 것과 눈물을 흘리는 것이 달라요. 나 자신보다는 다른 사람들 때문에 더 슬퍼요. 하지만 다시 말하는데, 나는 항상 그랬어요. 공감도 여전히 존재하고요."

두려움

치매 환자들에 대한 공감이 고조되는 것처럼 보인다. 하지만 치매 환자는 예전에 건강했을 때처럼 공감하지 못한다는 말이 있는데, 이것은 오해다. 2016년에 호주신경과학리서치(Neuroscience Research Australia)의 연구자들은 알츠하이머병과 행동변이전두측엽치매(피크병으로 더 많이 알려져 있음) 환자들을 연구했다. 이 특별한 치매는 아버지가 이 병을 앓았던 코미디언이자 작가인 데이비드 바디엘의 작품 덕분에 더 많이 알려졌다. 연구의 결론은 알츠하이머병과 행동변이전두측엽치매 환자들은 인지적 공감이라고 하는 타인에 대한 이해와 판단 능력이 떨어진다는 것이다. 하지만 이것은 일반 인지 저하의 결과일 수도 있었다. 그러나 행동변이전두측엽치매 환자군에서, 정서적 공감이라고 알려진 타인의 감정과 정서적 경험을 공유하는 방법에 큰 차이가 있었다. 신경영상을 검토한 결과, 이 환자들의 공감 능력 상실은 뇌에 자리하며 사회 기능에 필수인 '피크체(Pick bodies)' 때문임이 밝혀졌다.

하지만 유감스럽게도 이 연구가 보고되었을 때, '치매가 공감 능력 상실의 원인'이라는 헤드라인이 종종 보였고 여기에서 많은 오해가 생겼다. 사람들은 치매 종류가 백 개도 넘는다는 사실은 생각도 하지 않았다. 사람들은 모든 암 환자들을 통틀어서 똑같이 대하지 않는다. 따라서 복잡한 뇌 질환을 앓는 치매 환자들에 대해서도 똑같이 해야 한다. 내가 인터뷰한 사람들 중에 피크병 환자는 없었지만, 나와 친구들은 모두 여전히 타인에 대해 높은 공감 수준을 보였다. 실제로 우리가 가장 많이 알아낸 것은 자기 자신과 관계된 슬픔은 줄었거나 사라졌다는 것이다. 아마 자신이 미래를 통제할 수 없다는 사실을 받아들인 결과인 것 같다.

이렇게 미래를 통제할 수 없게 된 사실이 치매 환자에게는 종종 부정적으로 비치며, 이것은 확실히 치매 진단을 받은 많은 환자들이 두려움을 느끼는 원인이 되었다. 앞에서 이야기한 것처럼, 내 경우에는 그 두려움이 치매에 걸린 삶에 대한 부정적인 이미지와 언어, 인식 때문에 계속 남았다. 내가 실제로 치매를 처음 경험한 것은 바로 내가 받은 진단이었다. 그래서 나한테는 사회의 일반적인 의견에 맞설 다른 이미지가 없었다. 2012년에 이루어진 '치매 발병 위협 인지에 대한 정서적 반응'이라는 연구에 따르면 '치매 걱정'에 대한 연구가 이루어질 정도로 치매에 대한 두려움이 크다고 한다. 이 보고서는 가장 두려운 질병이 암에 이어 치매라고 밝힌 알츠하이머병 연구 신탁(Alzheimer's Research Trust)의 2008년 브리티시 여론조사 결과를 인용했다.

전체적으로 응답자의 26퍼센트가 치매를 가장 두려워한다고 보고했다. 특히 55세 이상 응답자들 중에서 39퍼센트는 치매, 30퍼센트는 암이라고 답해 치매가 가장 두려운 질병이었다.

20년 전에 '암'이라는 단어가 사람들에게 두려움을 준 것처럼, 치매에 대한 사회의 이미지 때문에 치매 역시 똑같은 두려움을 영원히 남긴다. 사람들은 지금도 암을 두려워하지만, 이제는 이 병을 앓으면서도 삶을 영위할 수 있다는 것과 완치 가능성도 점점 높아지고 있음을 알고 있다. 암은 유입되는 막대한 연구비 덕분에 많은 치료법이 나왔지만, 치매는 그렇지 못하다. 그에 따라 치매에 대한 과거의 이미지가 지금까지도 이어지고 있다. 치매 환자들이 보기에 알츠하이머병 자선단체들은 치료보다는 간병에 더 집중하기로 한 것 같다. 제약회사들은 잘 찾아지지 않는 치료법을 찾기 위해 오랫동안 노력해왔다. 하지만 나는 이 질병의 발병 시기를 목표로 하면 획기적인 발견이 나올 가능성이 더 크다고 예상한다. 어쩌면 치매 증상이 처음 나타나기 이십 년 전이 될 수도 있다. 치매가 아직 발아되지 않은 씨앗일 때 약물을 복용하면 진행을 역진시킬 수도 있다.

보고서는 계속해서 사람들이 치매를 앓으며 생활하는 것에 대하여 '지나치게 비관적인' 의견을 갖기 쉽다고 다음과 같이 진술한다.

알츠하이머병의 가족력이 없는 유대인과 아랍인 성인 186명으로 이루어진 표본에서, 참가자들이 알츠하이머병에 걸릴 경우 예상되는 가상의 감정 스트레스 평균은 5점 만점에 4점이었다. 3대 호주인(27퍼센트)과 이탈리아계(54퍼센트)와 그리스계(60퍼센트), 중국계(46퍼센트) 호주인으로 이루어진 표본에서 상당 비율이 치매 환자는 더 이상 삶을 즐기지 못한다고 진술했다.

이러한 인식에서 치매 진단을 받은 사람들이 처음에 불확실한 미래를 왜 그렇게 두려워하는지 그 이유를 알 수 있다. '치매 걱정'이라고 알려진 현상도 있다는 사실은 우리가 치매를 앓는 생활을 이야기하는 방식이 잘못되었음을 말해주는 것이다. 보고서는 계속해서 다음과 같이 이어진다.

생명을 위협하는 모든 질병에 대하여 적당한 걱정이나 두려움은 사전 검사 같은 건강 행위를 하게 하는 좋은 각성이라고 여겨진다. 한편 두려움이 너무 적으면 거부하고 부주의하게 되며, 두려움이 너무 크면 사람들이 오히려 두려움을 확인하지 않게 되기 때문에 회피로 이어질 수 있다. 이런 가정에 일치하게, 많은 연구 결과를 보면 적당한 암 걱정은 사전 암 검사를 받게 하는 데 큰 도움이 된다고 한다.

보고서의 저자들은 이런 결과가 치매 걱정에도 적용될 수 있는지에 의문을 제기하지만, 유감스럽게도 치매에 대해 알려진 내용이 너무 없기 때문에 건강한 식단에 규칙적인 운동을 하며 건강한 생활을 유지하는 것 외에는 예방법을 알지 못한다. 하지만 나 역시 이런 방식으로 생활했었지만, 치매에 걸렸다.

이 보고서는 치매 환자들의 삶의 질에 대한 '부정적 선입관'이 어떻게 존재하는지에 대해 검토했다. 아주 많은 치매 환자가 블로그와 소셜 미디어를 통해 우리의 생활을 공유하려는 이유가 바로 이 때문이다. 환자들은 근거 없는 이야기들을 불식시킬 수 있다면, 긍정적인 진단이 전보다 부정적 영향을 줄일 수도 있다고 생각한다.

나는 몇몇 친구들에게 치매 진단을 받은 후 자신의 두려움에 변화가 있었느냐고 물었고, 친구들은 다음과 같이 대답했다.

"어렸을 때 나는 모든 것이 두려웠어요. 위험은 늘 있으니까 아무것도 하고 싶지 않았죠. 하지만 지금은 안 그래요. 아무것도 안 무서워요."

"나는 미래가 두렵지 않아요. 처음 치매에 걸렸을 때는 두려웠죠. 내 삶이 다른 사람들의 손에 맡겨진다는 것이 두려웠습니다. 하지만 지금까지 해온 것처럼 그들 마음대로 하게 두지 않았어요. 이제는 미래가 두렵지 않아요. 마지막에 요양원에 가게 되는 것이 유일하게 두렵지만, 계획을 세워두었습니다. 그 계획이 실행될지는 잘 모르겠어요. 어쨌든 요양원에는 가고 싶지 않아요. 내 생활에 대한 통제력을 완전히 잃고 싶지는 않으니까요."

"나는 별로 두려운 것이 없는 것 같아요. 자신감을 잃는 것과 집에서 멀리 떨어진 곳에서 나쁜 일이 생기면 대처할 방법만 걱정됩니다."

두려움이 어떤 느낌인지 지금도 기억난다. 가슴이 두근거리고 그 자리에서 꼼짝도 못한 채, 싸우든 도망가든 다음 행동을 해야 한다는 압박감 때문에 다리가 후들거렸다. 순간적으로 식은땀을 흘리게 만든 것은 무엇일까? 지금 생각하면 우스꽝스럽지만, 아마 개 한 마리가 눈에 들어왔기 때문인 것 같다. 갑자기 머리칼이 쭈뼛 서고 아드레날린 발산으로 피가 들끓었다. 지금은 개를 좋아하지만, 당시에는 몇 미터 앞의 개를 피하려고 길을 건너기도 했다. 지금은 오히려 개를 보려고 길을 건넌다. 지금 보면 그런 두려움은 비이성적이지만, 어린 시절 필사적으로 자전거 페달을 밟는 나를 쫓아오던 검은 개에 대한 기억이 머리에서 떠나지 않았던 나에게는 그 두려움이 너무나 현실적이었다. 아무튼 그때에는 그런 느낌이었다.

언제였는지는 생각나지 않지만, 그 두려움이 서서히 사라질 때의 느낌은 기억난다. 이 감정을 놓아버리고, 공간을 마련하여 동물을 내 생활에 들여놓으니 마음이 놓였다. 내 어깨에서 이 짐을 내려준 치매는 도대체 무엇일까? 나는 내가 받은 진단에 대한 두려움에 직면하고 있었으며, 치매 걱정 보고서에 포함된 통계표에서 확인할 수 있듯이 우리 치매 환자들에게는 그것만큼 나쁜 것이 없다고 늘 말했다. 그러나 단지 그것 때문이었는지는 잘 모르겠다.

나는 어두움도 똑같이 두려웠다. 이것은 어린 시절부터 생겨나서 성인이 되어서도 없어지지 않아서, 겨울 저녁에 집에 도착하면 나는 서둘러 불부터 켰다. 지금은 집안에 들어가서 돌아다니다 보면 잊는다. 가끔 어두워서 비틀거리기도 하지만, 보이지 않아서 불을 켤 생각은 하지 않는다. 캄캄한 창밖을 응시하면서 유리 너머로 한밤중의 하늘과 달, 반짝이는 별을 보며 즐거움을 얻는다. 지금 나는 항상 커튼을 열어놓는다. 하지만 예전에는 커튼을 꼭꼭 쳐놓았고 집안은 크리스마스트리처럼 밝게 불을 켜놓았다.

어둠 속에 있는 것도 피해야 할 일이었다. 잠재의식 속에는 공격당할 것 같은 두려움이 항상 남아 있었고, 머릿속에서는 누군가가 그림자 속에서 나를 기다리고 있을지도 모른다는 온갖 무서운 이야기들이 떠올랐다. 지금도 이런저런 이유로 어둠을 피할 때가 가끔 있다. 치매 때문에 어두운 곳에서 다양한 그림자가 만들어져서 혼란스러운 환영이 보이고, 차도와 인도의 색이 하나로 합쳐져 보여 비틀거리는 일이 종종 있다. 하지만 가끔씩 그보다는 달을 보고 싶은 마음이 더 커서, 영원히 변치 않고 믿을 수 있는 달을 그저 바라보며 혼란스러움을 견뎌낸다.

불안

어떻게 보면 두려움과 불안은 서로 뒤얽혀 있는 것처럼 보일지도 모른다. 아마 우리는 가장 두려운 것을 불안해할 테니 말이다. 그래서 두려움이 없다면, 덜 불안할 것 같다. 지금 나와 친구들이 걱정하는 것은 자신의 통제권을 빼앗기는 것이다. 우리는 자기 집에서 쫓겨나 요양원에 들어가는 것을 두려워한다. 벼랑 끝으로 떨어지는 것이 두렵. 그러나 자아 상실을 걱정하는 것은 지극히 인간적인 것이다. 앞에서 언급한 치매 걱정 논문에서 이 문제를 다루었다.

> … 다른 불치병과 달리, 치매는 신체적 자아뿐만 아니라 '상징적 자아'의 측면, 즉 사람과 다른 동물을 구별해주는 인간 정체성의 측면도 위협한다. 공포관리이론의 주장에 따르면 인간은 자신을 동물과 구별하고 더 높고 더 의미 있는 존재를 찾을 필요가 있다…. 서구 문화에서는 인지 능력과 자율성, 내적 통제가 상징적 자아의 중심 특징이다. 치매 경험에 대한 정성 연구는 치매 환자뿐만 아니라 건강한 참가자들도 치매의 더 많은 신체적 측면이 아니라 독립성과 정체성, 통제력의 상실을 강조한다고 밝혔다. 따라서 치매는 인간으로서의 개인의 정체성에 대한 개념을 위협하는 것으로 보인다.

일반적으로 시간은 나를 가장 불안하게 만드는 자극이다. 내가 어느 장소에 있어야 하거나 온라인 줌 통화를 할 예정인데 아직 초대를 받지 못했을 경우, 나는 정해진 회의 시간을 향해 똑딱똑딱하며 가는 시계를 보게 되고 머리가 어지러워진다. 나는 사람들이 늦으면 그것 때문에 짜증나기 전에 그건 그 사람들 문제지 내 문제가 아니라고 생각한다. 나는 언제나 제시간에 참석했다. 그렇지만 지금은 시간에 대한 불안이 아주 크게 느껴질 수 있다. 나는 일반진료의사에게 가는 것을 싫어하는데, 내 담당 의사가 항상 늦기 때문이다. 대기실에서 흥분하지 않으려고 노력하면서 의사가 환자에게 신경을 너무 써서 항상 요구된 시간을 모두 쓰기 때문에 늦나 보다고 속으로 말한다.

하지만 내 논리를 압도하는 무언가가 있다. 시곗바늘이 내 예약 시간을 지나가는 것을 보고 머릿속에서 터무니없는 생각이 마구 솟아난다. 나를 잊어버렸나? 내가 여기서 기다리고 있는 걸 깜박 잊었나? 내가 잊지 않고 예약을 했나? 택시가 늦게 도착할 때도 마찬가지다. 내가 예약을 안 한 것인지 아니면 그쪽에서 나를 잊은 것인지 바로 걱정한다. 나는 그것이 나 자신을 자신 있게 믿지 못한다는 표시라고 생각한다. 내 기억력이 믿을 만한 것이 못 되어 다른 사람들처럼 여러 번 확인했다고 확신할 수 없기 때문이다. 또 내가 무언가를 기다리고 있던 것을 잊고 다른 일을 시작한 것일지도 모른다.

어떤 일이 늦어질 것임을 알 때는 대처할 수 있다. 예를 들어 기차역의 차장이 기차가 8분 늦을 것이라고 말해줄 때처럼 말이다. 하지만 그들이 답을 모르면 또는 언제 도착한다는 정보 하나 없이 안내판에 '지연' 표시가 뜨면, 언젠가 도착하기야 하겠지만 나는 불안해지기 시작한다. 우리 동네 마을버스도 나한테 똑같은 불안을 주곤 했다. 다시 말하지만 아마 나 자신을 의심했기 때문일 것이다. 내가 헷갈려서 놓친 것일까? 하지만 버스회사에서 버스 위치 추적 앱을 도입한 이후로는 훨씬 침착해졌다.

다시 말하지만, 치매와 불안에 대한 연구가 부족했기 때문에 나는 친구들에게 어떤 경험을 했는지 물어보았다.

"나는 더 이상 일 때문에 불안해하지 않아요. 하지만 나 자신
에 대해서는 예전보다 더 초조하고 참지 못해요. 다른 사람들
에 대해서는 인내심이 많지만 나 자신에게는 그러질 못해요.
내가 무슨 일을 하고 있는데 일이 잘 안 되면 아주 불안해져
요. 하지만 전에는 흥분하지 않았어요."

"나는 지금 좀 더 안정적이에요. 내가 진단을 받아서인지 아
니면 일을 그만두어서인지는 모르겠지만, 그것과 관계된 불
안은 없어요. 나는 항상 자신감이 많이 부족했어요. 항상 사
람들이 나를 어떻게 생각할까를 아주 많이 걱정했죠. 운전
을 할 때 또는 인도에서 걷고 있을 때 늘 사람들을 살펴보면
서 의심했어요. '나를 보고 있나? 뭐라고 하는 거지? 나 때문
인가?' 나는 아주 잘 살지 못했지만, 불안과 자신감 부족은 어
린 시절의 일이라는 걸 알아요. 하지만 이제는 진정되었어요.
있는 그대로의 내 삶이 상당히 행복합니다. 다른 모든 욕망과
두려움, '내가 세상을 바꿀 수 있다'는 생각을 버리기만 했는
데도 내 삶이 편안하게 느껴져요. 그건 이제 과거예요. 앞으
로는 일어나지 않을 거예요. 받아들이기는 어렵지만, 그것이
치매에 걸렸을 때 감정이 약간 차분하게 가라앉는 큰 이유라
고 생각해요. 더 이상 미래에 대한 압박을 받지 않아요. 내가
신경써야 하는 일에 대하여 신경을 덜 씁니다. 내 마음이나
머리에 없는 일은 일어나지 않을 거예요. 그래서 그런 척하려

고 나 자신을 힘들게 하지 않을 겁니다."

"전에는 모든 사람을 위해 걱정하고 고쳐보려고 했지만, 이제
는 아무 걱정도 하지 않는 편이에요. 걱정이 되긴 하지만, '이
제는 어떻게 할 방법이 없다'고 생각합니다. 그래서 다른 사
람을 위해 고치려고 하지 않는 편이에요. 치매에 걸리기 전
에 나쁜 사고를 당했어요. 차에 치였죠. 그 후로 모든 것이 내
가 어떻게 할 수 없다는 것을 알아요. 가족이 걱정되지만, 인
생이나 나 자신에 대해서는 걱정하지 않아요. 예전과 달리 내
미래도 걱정하지 않아요."

친구들의 말에 나 역시 공감한다. 치매는 우리에게 어쩔 수 없
는 일도 있으며, 불안해도 그것을 어떻게 해볼 수 없다는 것을
가르쳐주었다.

분노

내가 감정을 느끼는 방식이 다소 바뀌었는데, 그것은 분명 질
병 자체와 달라진 나의 신체조건 때문이라고 생각한다. 치매 진단
을 받은 후, 나는 항상 내 머릿속이 고가도로와 자동차전용도로,
로터리, 교차로, 막다른 길이 얽힌 도로망 시스템과 비슷하다고 상
상했다. 치매는 이 복잡한 시스템 가운데 몇 군데에서 도로 공사를
한 것과 같은 작용을 한다. 그 말은 내 생각이 우회해야 한다는 뜻
이며, 그럴 경우 도착 시간이 빨라질 수도 있지만 대부분은 느려지

며 아예 목적지에 도착하지 못할 때도 있다.

머릿속의 수송망을 구성하는 수십억 개의 세포 중에서 치매의 나쁜 영향을 받은 세포는 아마 수천 개 정도에 불과할 것이다(내가 지금도 혼자서 많은 일을 할 수 있다는 사실이 그 근거다). 하지만 뇌에서 이동하려고 하는 장소들 중 한 곳으로 가는 길이 이런 도로 공사 때문에 막혀 있다면 몹시 초조해질 수 있다. 더욱이 병이 진행됨에 따라 나는 우회로와 막다른 길을 더 많이 인지하고 있으며, 그렇게 치매의 영향을 받은 장소들 중 한 곳이 감정이다. 지금도 슬픔과 행복까지 아무 정체 없이 순조롭게 통과할 수 있으므로, 내 머릿속에는 아직 목적지가 있다는 것을 알고 있다. 하지만 이제는 아무리 영리한 우회로를 생각해서 시도해봐도 도착하지 못할 것 같은 장소들이 있다.

몇 개월 전에 내가 화를 내야 한다는 것을 알았던 상황이 있었다. 치매 환자들은 진단을 받았을 때 도움을 받을 서비스가 부족하다고 오랫동안 호소해왔다. 이들은 치매를 앓으면서도 여전히 생활할 수 있다는 것을 보여줄 수 있는 사람들이다. 우리는 임상의들에게 많은 불만이 쌓였고, 결과적으로 '마음과 목소리' 모임에 참석하는 친구들과 나는 이제 막 진단받은 사람들에게 치매를 앓으면서도 생활하는 삶의 진짜 모습을 알려주기 위해 병의 진행 추이에 대한 글을 쓰기로 했다.

우리는 '할 수 있는 일이 없다'는 진단을 받은 이들에게 포기나 묵살이 아닌 희망을 주고 싶었다. 우리는 치매의 진행 추이를 '치매가 있어도 좋은 삶'이라고 불렀다. 환자 각자가 원한다면 우리

정기 모임에 참석할 수 있으므로 마지막에는 포기 없이 6주 동안 정서적으로나 실질적으로 지원을 받게 될 것이다.

우리는 임상위임그룹(Clinical Commissioning Groups)의 재정 지원과 지방의회의 지원을 받아 과정을 운영했다. 하지만 임상의들의 지원은 받지 못하고 있음을 이내 깨달았다. 우리는 도와줄 준비를 마쳤지만, 치매를 진단해준 의사들이 환자에게 우리에 대한 소개를 전혀 해주지 않았다. 나는 화를 낼 수밖에 없음을 알았다. 처음 든 생각이 예전에 내 뇌에서 '분노' 표시가 된 부서로 향하는 친숙한 길을 출발했다. 하지만 그곳에 도착하지 못했다. 마치 그 감정이 강철 상자에 갇힌 것 같았다. 도저히 상자를 뚫고 나올 수 없었다. 대신에 내 마음은 좀 더 잘 아는 길, 목적지에 도달할 가능성이 좀 더 높은 길로 바로 출발했고, 그래서 도착한 곳은 슬픔이었다. 내 안에, 즉 내가 인간이게 해주는 감정 전체의 범위 어딘가에 뭔가 분실된 것이 있음을 알았다. 나는 화를 내고 싶었다. 화를 '내야 한다'고 느꼈다. 하지만 그럴 수 없었다.

공사하는 곳이 있는 똑같은 도로망 시스템이 가끔은 나에게 유리하게 작용할 때도 있다. 나는 다른 사람들이 화내는 것을 보고 그들의 에너지를 이렇게 사용하면 효과가 없으며, 결과를 바꿀 수도 없고, 그들은 내면의 분노를 키움으로써 더 슬퍼질 뿐이라는 것을 깨닫는다. 그러나 내 분노를 생산적인 무언가로 돌릴 수만 있었어도 뭔가 바뀔 수 있었다는 것을 알게 되면 괴롭다. 진실은 나에게는 더 이상 분노가 존재하지 않는다는 것이다.

나는 치매를 앓고 있는 친구들 중에 나와 똑같은 경험을 한 사람이 있었는지 궁금했다.

"난 이제 화는 안 나는데, 더 괴로워요. 분노는 완전히 사라진 것 같아요. 지금은 아주 차분한 상태죠. 남편이 어떤 일에 화를 내면 내가 이렇게 말해요. '화를 내도 소용없어요. 그냥 잊어버려요.' 지금은 그렇게 해요. 전과는 달리 화를 내는 요점을 모르겠어요."

"나는 바로 화를 내요. 어리석은 일에 말이에요. 항상 성마른 성격이긴 했지만, 지금은 사소한 일에도 화를 내요. 예를 들어 지퍼가 있는 플리스 풀오버가 있는데, 지퍼가 고장난 것 같았어요. 당겨봤는데도 안 움직이더라고요. 반복했는데도 안 돼서 세 번째에는 거의 찢을 뻔했어요. 예전에는 안 그랬는데 분노 조절이 잘 안 돼요."

이 모든 것들과 마찬가지로, 아마 많은 부분이 치매에 걸리기 전의 성격에 달려 있을 것이다. 하지만 나 자신은 내가 예전에 고함을 마구 치고 잘 흥분하는 성격이었던 것을 안다. 그런데 그 감정이 놓쳐진 것인가, 아니면 이 경우에는 치매가 유리하게 작용한 것인가? 대부분은 이제 나에게 분노가 다가오지 못한다는 것이 안심이 된다. 그로 인해 나의 삶이 훨씬 단순해졌다. 치매에 걸리면 모든 것이 명쾌하고 단순해야 한다. 치매를 앓는 삶이 줄 흑백 세상을 받아들여야 한다. 회색은 혼란스러울 뿐이기 때문이다. 대부분은 내가 행복할지, 슬플지, 만족할지를 안다는 것이 난 괜찮다.

죄책감

죄책감은 치매 진단과 함께 동반되는 것처럼 여겨지는 경우가 많은 감정이다. 사람들이 의도적으로 나쁜 짓을 저질렀는데 죄책감에 아주 익숙해진다면 얼마나 이상한가? 내가 아는 유일한 종류의 치매는 베르니케-코르사코프 증후군(티아민 섭취 부족 또는 알코올 과다 섭취로 티아민 흡수율과 이용률이 크게 낮은 경우에 우울증, 기억력 상실 등이 나타나는 증세-옮긴이)이다. 이것은 알코올 관련 질병이기 때문에 스스로 자신의 건강을 해친 것이라고 말할 수 있다. 하지만 그 경우에도 그것은 행동의 결과였지, 적극적으로 얻으려고 애쓴 것은 아니었다. 그렇다면 죄책감은 우리 삶에서 왜 그렇게 큰 역할을 하는가?

내가 죄책감을 처음으로 느꼈던 것은 치매 진단을 받았을 때였다. 그저 내 운이 나빴을 뿐이라는 걸 알면서도, 내가 우리 모두의 미래를 빼앗았다는 죄책감이 두 딸에게 갑자기 들었다. 그때까지 우리 세 식구는 각자 자신의 모험을 하면서 서로 행복하게 살았다. 나는 엄마였다. 일이 잘못되었을 때 아이들 이야기를 들어주고 아이들에게 안식처를 제공했지만, 그 외에는 내가 내 인생을 사는 것처럼 두 딸도 각자 인생을 살아가고 있음에 행복했다. 그런데 내 생각이 앞서가면서 죄책감이 들었다. 앞으로 아이들을 도와줄 수 없고 반대로 아이들이 나를 돌본다는 생각이 밀려들었다.

많은 사람들과 달리 나는 가까운 미래에 대해서는 죄책감이 없었다. 집에서 함께 살아야 하거나 우리 생활을 침범한 이 병에 대처하는 나를 돕기 위해 적응해야 하는 배우자가 없었기 때문이다. 산산조각이 날 꿈을 공유한 누군가가 없다는 것이 도움이 되었다. 그 후로 아주 많은 친구에게서 자신이 갑자기 배우자에게 '짐'이 되었다는 이야기들을 들었다. 그들은 우리가 진단받기 전날이나 진단받은 다음 날이나 다르지 않다는 사실을 잊었다. 배우자 관계는 여전히 존재한다. 맞서야 하는 어려움이 달라졌을 뿐이다. 하지만 모든 결혼 생활에는 결국 그런 일이 일어나지 않는가? 치매는 그런 어려움이 예상보다 빨리 온 것 같은 느낌을 줄 수 있다.

나와 마찬가지로 더 이상 존재하지 않는 미래에 자신을 투영했던 배우자들을 보았다. 그들은 치매를 안고 사는 삶이 있다는 주문을 떠올리는 대신에, 이제 절대 가지 못할 '일생일대의 여행'이나 조용한 생활로 바뀔 멋진 은퇴 계획에 대한 이미지들을 계속 생각해냈다. 그런 그림들이 계속 생각나던 그때에 죄책감이 찾아온다. 그것은 우리가 다른 사람들에게서 빼앗은 것을 상기시킨다. 바로 그런 느낌 때문에, 죄책감은 우리가 잃은 것이 아니라 이 병이 우리의 사랑하는 사람에게 어떤 영향을 미칠지에 대한 것이다.

그런 경우를 직접 목격한 적이 있다. 남편은 아침에 침대에 있는 아내에게 계속 차 한 잔을 가져다줄 수 있기를 바랐다. 하지만 막상 주방에 가니 어떻게 해야 하는지 더 이상 알 수 없었고 아내의 도움이 필요했다. 전체적인 상황뿐만 아니라 이렇게 매일 처리해야 하는 일상의 상실도 있다. 나는 그런 경험을 하지 않아도 돼서 운이 좋다고 생각한다. 혼자 사는 다른 친구들도 이 점에 동의한다. "난 뭔가를 잊으면, 그냥 잊어버립니다. 다른 사람들에게는 중요하지 않아요"라고 한 친구가 말했다.

　나는 자신이 할 수 없는 모든 일 때문에 배우자의 기분을 상하게 만들었던 환자들을 만난 적이 있다. 하지만 사랑하는 사람을 '짐'으로 설명할 생각조차 안 한 이들도 있다. 최근에 바로 이 주제에 대해 이야기했던 부부가 기억난다. 치매 진단을 받은 남편은 자신의 처지를 바꿀 수 없는 이 비극에 대하여 이렇게 말했다. "치매에 걸린 것은 어쩔 수 없죠. 그게 너무 비참합니다." 그는 사랑하는 아내를 그런 처지가 되게, 즉 그의 말처럼 '집안의 남자이자 여자' 역할을 하게 만들고 싶지 않았다고 이야기했다. 하지만 아내는 이렇게 단언했다. "우리는 결혼할 때 '건강할 때나 병들 때나'라고 서약을 했어요. 우린 그냥 하루하루를 살아요."

　한 친구 부부는 죄책감이 부부 관계에 어떤 영향을 주었는지에 대해 말해주었다. 치매를 앓는 밥은 아내인 수가 물건을 가지러 거기에 갈 것임을 알고 만족했지만, 그 사실 자체 때문에 자신의 병이 아내에게 압박을 가했다는 죄책감을 느끼게 되었다고 했다. "원래는 그렇게 되는 게 아닌데"라고 그는 말했다. 반면에 수는 일을 하게 되면서 "밥의 자신감이 약해진 대신에 나는 물건의 작동 원리와 고치는 법에 대해 자신감이 더 생겼어요"라고 말했다. 그녀는 그가 죄책감을 느낀 상황을 긍정적으로 보게 되었다. 또 다른 친구는 지금까지 주부는 늘 자신이었는데 이제는 남편이 집안일을 떠맡게 되어 죄책감을 느끼게 되었다고 말했다.

　처음에는 죄책감이 더 강했던 것으로 기억된다. 최근에 진단을 받은 한 친구는 자신의 감정이 아내이자 엄마, 그리고 할머니로서의 역할에 치중되어 있었다고 말했다.

"지금 나로서는 이런 상황에 느끼는 죄책감이 아주 언짢아요. 어떤 말을 하고 행동을 하든지 치매 환자이기 때문에 죄책감이 듭니다. 남편에게 무언가를 떠넘기고 있다는 느낌이에요. 우리가 계획하지 않았고 가끔씩 머릿속에서 지울 수 없는 것이죠. 이번이 두 번째 결혼이고 결혼한 지 14년밖에 안 됐기 때문에 죄책감이 더 컸던 것 같아요. 상대적으로 신혼이라고 할 수 있으니까요. 남편은 누구하고도 결혼할 수 있었는데 나와 결혼했고, 지금 이렇게 내가 치매에 걸렸으니 남편이 나를 돌볼 것이라는 점에 죄책감이 들었습니다. 하지만 그는 항상 다른 방도가 없다고 말해요. 예전처럼 손자들을 돌봐주며 아이들을 거들어줄 수 없다는 것이 너무 죄책감이 들고, 그 때문에 계속 마음이 괴롭고 슬픕니다. 나로서는 지금의 죄책감이 끔찍해요."

행복

내가 익숙해진 또 다른 죄책감이 있는데, 바로 행복에 대한 죄책감이다. 이상하게 들리지만, 나는 가끔씩 치매 덕분에 다른 사람들이 받는 부담감을 털어내고, 사람들이 여전히 필사적으로 돌리고 있는 다람쥐 쳇바퀴에서 벗어나게 되어 순간적으로 만족감을 느낀다. 그리고 이 병에서 얻을 수 있는 최선의 것을 찾아내는 내 능력 때문에 죄책감을 느낀다. 현재 나는 오랫동안 치매를 앓으며 살고 있다. 그리고 여러 번 말했던 것처럼 나의 낙관적인 접근 방법은 다른 사람보다 잘 대처하는 것처럼 보일 수도 있는 방법 중하나다. 그러나 다른 사람들에게는 이것이 그렇게 쉽지 않다는 것을 안다.

나는 아주 작은 것에서 즐거움을 찾는 법을 배웠다. 집에 돌아와 트위터에 접속하면, 내가 속하지 않은 바깥 세계에서 일어나는 비극(인공재해나 잔인한 행위)을 보기도 하고 그냥 그날 투병 생활을하는 다른 사람들의 생각을 읽으면서 내 힘으로 찾아낸 행복에 대하여 죄책감을 느낀다. 그런 순간에는 그 행복을 일부라도 나눠줄수 있기를 바란다. 나의 긍정적인 사고방식이 힘들게 생활하고 있는 사람들에게는 분명 불쾌할 것이라는 점을 알 수 있다. 나에게는 그것이 이상한 종류의 죄책감이다.

그러나 내가 치매에 걸리기 전과 같은 방식으로 행복을 설명할수 있을까? 내가 사무실에 앉아 있으면서 내일이 주말이거나 은퇴일이면 좋겠다며 미래를 위해 찾았던 행복은 분명 변했다. 이제 나한테는 행복이 작은 꾸러미로 온다. 나는 물질주의자가 아니었다. 오브제나 큰 차, 큰 집은 꿈도 안 꿨다. 하지만 이국적인 휴가나 밤에 해변 달리기 같은 것은 꿈꾸었는지도 모른다. 먼 나라를 방문하는 세계 여행을 꿈꾸었다. 당연히 그런 꿈들은 허공에 날려 보내야했다. 그래서 지금은 무엇 덕분에 행복한가? 친구들에게 노래해주는 새 한 마리를 보면서, 돌아다니려고 밖에 있으면서, 나무줄기에서 내다보고 있는 다람쥐를 잡으면서 내 머릿속이 차분해지는 날에 나는 행복하다. 지금은 어떻게든 부족함을 남기는 전체적인 상황이 아니라 아주 작은 순간에도 아름다움을 보는 법을 배웠다.

나는 케직을 방문할 생각을 하면 마음이 들뜨고, 항상 그 흥분된 마음은 금세 만족감으로 바뀐다. 행복이나 흥분은 여름에 정원에서 펄럭펄럭 날아다니는 나비와 같아서 도저히 잡을 수 없다. 그러나 만족감은 손바닥 안에 쥐고 들여다보면서 볼 때마다 더 큰 즐거움을 얻을 수 있는 것이다. 내가 너무 좋아하는 케직 여행조차 택시 도착이나 기차 정시 도착 등 걱정되는 일투성이다. 하지만 그 많은 걱정도 드디어 호숫가에 도착하여 좋아하는 벤치에 앉아 건너편의 굽이치는 폭포를 바라보는 순간의 만족감을 망치지는 못한다.

친구들이 치매 진단을 받은 후 행복과의 관계가 변했는지 궁금했다.

"나는 행복하지 않아요. 행복이라는 감정은 사라졌지만 기쁨과 만족감은 더 커졌어요. 주말농장 같은 것을 더 즐겨요. 내 삶에도 더 만족하고요. 이제는 밖에 나갈 시간이 더 많아요. 전보다 더 많이 멈추고 주변에 귀를 기울이고 둘러봅니다. 나는 그게 기뻐요."

"지금은 단순한 것에서 행복을 느껴요. 전에는 상당히 물질주의적이었죠. 항상 스포츠카를 가져야 했어요. 지금은 그런 것이 하나도 생각나지 않습니다. 이제는 바닷가 산책 같은 것이나 똑같아요. 바닷가 산책을 못하게 하면 나는 황폐해질 거예요. 그리고 수공예도 즐거워요. 무언가를 만들다 보면 무아지경에 빠져요. 내가 하고 싶었던 일을 했고, 그것을 즐겁게 했어요. 내가 즐기면서 하는 모든 일이 자연에 있기 때문에 밖에 나가서 하고 있어요."

알다시피 나와 많은 친구들에게 행복은 순간의 마음챙김, 현재에 대한 감사가 있어야 느낄 수 있는 것이다. 결국 과거는 종종 흐릿해질 수 있고 미래는 잘 모르기 때문이다. 하지만 정말 달라진 것이 있을까? 우리 모두는 더욱 현재를 살아야 하지 않을까? 우리는 단지 서투르게 된 것뿐이다. 아장아장 걷는 아기가 바닷가에서 작은 조개껍데기를 보면서 얼마나 즐거워하는지를 생각해보라. 그 어떤 것도 아기의 주의를 딴 데로 돌릴 수 없다. 하지만 우리는 나이가 들면서 한 가지 일에 집중하는 버릇을 버린다. 대신에 다른 것들을 바라며 우리 앞에 놓인 현재를 망쳐버린다. 내가 가진 것이 아니라 내게 없는 것에 집중한다. 무엇보다도 치매가 가르쳐준 것은 우리 모두 '지금 당장'으로 돌아와야 한다는 것이다.

샬롯 베리가 2017년에 발표한 청년 치매에 대한 보고서는 현재의 만족에 대하여 이와 동일한 의견을 검토했다.

참가자들이 열심히 이야기했던 경험 중 하나는 치매에 걸리지 않았고 현재에 완전히 몰입하여 살았던 때가 얼마나 좋았는지에 대한 것이었다. 참가자들이 자신에게 중요하다고 평가한 경험은 '흐름' 상태라는 맥락에서 이해될 수 있을 것이다.

분명히 '흐름'은 사람들이 과업에 완전히 몰두할 때 생겨난다. 이것은 앞에서 이야기한 수공예를 하는 친구 또는 사진을 찍을 때의 나와 관련된 이야기다. 그 순간, 그녀는 눈앞의 과제에 너무 집중한 나머지 자신이 치매 환자임을 느끼지 못한다. 보고서에는 다음과 같이 진술되어 있다. "참가자들에게 현재에 집중하고 자의식을 한정시킬 수 있는 능력은 미래에 대한 두려움과 불안에서 벗어나는 시간을 경험할 수 있다는 뜻이었다. 또한 주체 의식을 느끼고 '행할' 수 있는 능력은 참가자들이 보람을 느낀 것이었다."

딸들이 태어났을 때 내가 아이들의 장래를 위해 바랐던 것은 건강과 행복이 전부였다. 인생에서 그 두 가지만큼 중요한 것은 없으며, 그것들만 있으면 다른 것은 모두 따라올 수 있을 것 같았다. 최근 아이들이 내 생일에 요정 케이크에 초 하나를 꽂아 선물했다. '소원 비세요'라고 아이들이 말했고, 나는 초를 불어 껐다. 이번에는 조용히 나 자신의 건강과 행복을 빌었다.

하지만 아이들이 집으로 돌아간 후, 나는 거실을 둘러보고 창문 너머로 방목장을 바라보았다. 땅거미가 내려앉기 시작했고 나무들은 오렌지빛으로 물들었다. 그 광경을 볼 때면 종종 행복하다. 둘 중 하나는 나쁘지 않아, 내가 빌었던 소원을 상기하면서 마음속으로 생각했다. 하지만 나는 절대 나 자신이 건강하지 않다고 생각하지 않는다. 내 머릿속의 이 질병 때문에 약간 불안정하고 믿을 수 없긴 해도 말이다. 아프지도 않고 통증도 없다.

어쩌면 그런 소원을 들어주는 것은 그 말이 우리 각자에게 의미하는 것을 인식한다는 뜻일 뿐이다. 나는 매일 도전에 맞서지만, 어쩌면 나의 도전이 이웃의 도전보다 더 크지는 않을 것이다. 사실 우리는 다른 사람이 개인적으로 무엇과 맞서는지 절대 알지 못한다. 그래서 나는 내가 바랐던 그런 일들이 결국 필요한 것이었는지 또는 그것들이 실제로 이미 이루어졌는지를 자신에게 물어야 했다.

6장

긍정적이어야 할 '태도'

옳은 대처 전략은 없다.
우리가 역경에 대처하는 방식은
치매에 걸렸든 안 걸렸든 사람마다 다르다.

내가 낮에 가장 많은 시간을 보내는 곳은 침실이다. 침실에서 창밖을 바라보고 있으면 모든 것이 똑같다. 높다란 나무 꼭대기가 한겨울의 하얀색 하늘을 배경으로 부드럽게 흔들리고 그 안에서 우리 집 중앙난방기의 부드러운 윙윙 소리가 들린다. 기분 좋고 따뜻하다. 하지만 머릿속은 텅 비어 있다. 키보드 위에서 움직이고 있는 손가락을 내려다본 뒤, 모니터 화면에 나타나는 단어들을 쳐다본다. 글을 읽어봐도 마음속에서 어떤 감응도 느껴지지 않는다. 내 몸속에 갇힌 어딘가, 그 단어들을 화면에 띄운 사람이 나라는 것을 안다(다른 사람일 리가 없다). 하지만 마치 타이핑을 하고 있는 다른 사람의 어깨너머로 보고 있는 것처럼, 그 단어들이 나와는 분리된 느낌이다. 어쩌면 여러 가지 면에서 그런 느낌이다.

예전에는 이런 순간들이 밀물처럼 내 머릿속에 밀고 들어와 나의 모든 생각을 재배열하고 다른 것들은 끌어내리는 극적인 이야기처럼 느껴진 것이 몇 주에 한 번씩 있었다. 그러나 지금은 일주일에 두세 번씩 규칙적으로 일어나서 내 삶이 이처럼 혼란해지는 것이 익숙해졌다. 지금은 그 신호를 안다. 여전히 큰 파도가 밀려와 나를 덮치지만 시간이 지나면 마치 거울처럼 비추는 잔잔한 수면 아래에서 세상을 올려다보는 것처럼 느껴진다. 세상은 가깝고 모든 것이 똑같아 보이지만, 웬일인지 나는 거기에 도달할 수 없다.

계속해서 키보드 위에서 움직이는 내 손가락을 지켜본다. 내 몸에서 가장 끝에 있는 이 부위는 여전히 치매로부터 자유로워서 이 병의 지시를 받지 않는 삶을 살고 있다. 그 비밀은 무엇인가? 손가락들은 내 뇌와 어떻게 의사를 소통할 수 있는가? 그 대답을 알고 싶었지만, 그보다는 치매가 손가락에 허락한 유예에 대해 지금으로서는 의문을 제기하면 안 된다는 것을 안다. 그 대신에 내 몸의 나머지 부위들은 무의미한 반면에 손가락들은 내 감정을 표현할 수 있다.

그리고 그 똑같은 손가락들이 갑자기 느려지고 피로해지다가 완전히 멈춘다. 화면에 단어들이 더 이상 나타나지 않는다. 나 혼자 있다.

나는 방을 둘러보며 '아마 나처럼 손가락들도 시간이 필요한가 보다'라고 속으로 말한다. 다시 나무 꼭대기를 쳐다보고, 아직 나무라는 단어는 기억할 수 있다고 용기를 낸다. 하지만 무언가가 빠졌는데, 그것이 무엇인지 모르겠다. 잃어버린 고리를 확인하느라 마음은 혼란스러운데, 처음에는 이 텅 빈 공동 상태 외에는 아무 생각도 안 난다. 결국 나는 깨닫는다. 아니 손가락들이 갑자기 다시 타이핑을 시작했기 때문에 내 몸의 일부가 깨닫는다. 그리고 화면에 나타난 잃어버린 단어가 보인다. 그것은 '미소'다. 그때 나는 내 얼굴이 별 특징이 없고, 입술이 일자로 굳게 다물려 있으며, 내가 지금 여기 실내에 있다는 표시가 바깥세상에 없다는 것을 의식하고 있다. 나는 껍데기만 남았다. 맞은편 안락의자에 앉아 있으면 다른 사람들에게 내 껍데기가 보일 것임을 안다.

잃어버린 것은 진짜 감정이다.

방을 한눈에 훑어본다. 아주 작은 동작에도 뇌 안에서 합선이 되어 윙윙거리는 소리가 난다. 창턱 위에 놓인 사진들에 눈길이 닿는다. 그 인식의 불꽃이 치매의 진창으로부터 떠오른다. 사진 속의 사람들을 잘 안다. 큰딸인 세라와 작은딸 젬마다. 젬마의 사진은 스튜어트와 결혼하던 날에 찍은 것이다. 대개는 그들의 모습을 바라보기만 하면 내 안에서 감정이 솟아올라 얼굴에 환한 미소가 나타난다. 그때 감정이 느껴진다. 그러나 지금은 아무것도 없다. 그저 얼굴의 피부와 근육이 걸려 있는 것만 알고 있다. 이런 것들은 누구나의 사진일 것이다. 이렇게 될까? 이것이 내 뇌가 준비한 나의 미래, 즉 내가 가장 사랑하는 두 사람의 얼굴을 알아보지 못하는 미래인가? 그때에는 젬마와 세라가 내 손을 잡고 거기에 있을 것이라고, 손과 손이 맞닿은 감각과 아이들의 목소리가 이 공동 상태에서 나를 되살리리라 생각하고 싶다. 사랑의 힘으로 나를 사람이게 하는 나의 일부, 감정을 여전히 불러내서 휘저어 표면에 떠오르게 할 것이다.

그러나 지금은 공동 상태에 굴복한다. 아이패드를 내려놓고 나를 감싸는 아지랑이와 공동 상태를 받아들인다. 지난번 이런 일이 일어났을 때(아마 며칠 전일 것이다) 내가 이렇게 받아들이자 아지랑이의 위치가 바뀌었다고 뼛속 어딘가에서 어렴풋이 느껴진다. 그래서 그때 나는 치매에 굴복했다. 오늘만 받아들이자. 그래서 이불 속으로 들어가 눈을 감기 전에 창턱 위의 사진들을 다시 흘깃 본다.

잠에서 깨어나면 사진들은 여전히 거기에 있을 것이다. 아마, 나도 있을 것이고….

상태가 나쁜 날

이제는 상태가 나쁜 날을 안개 낀 날이라고 부르지 않는다. 상태가 나쁜 날은 내 뇌가 합선되고, 삶이 흐릿해지고 혼돈이 지배하는 이런 순간들이다. 이제는 그런 순간이 너무 자주 와서 어떤 면에서는 아지랑이라고 부르는 편이 더 나은 것 같다. '아지랑이'라는 단어는 안개보다 더 일시적인 것, 보다 확실하게 걷히리란 것을 암시하는 듯하다. 그 단어는 연무가 다시 걷히기를 기다리면서, 항상 그 아래에 내가 있다는 것을 암시한다. 그리고 걷힌다.

그것은 이런 아지랑이에 대한 또 다른 것이다. 치매 자체처럼, 아지랑이는 시작과 중간, 끝이 있다. 그리고 끝난 후에는 다시 햇살 그리고 새파란 하늘이 있다. 특이한 구름이 여전히 떠돌아다니지만, 괜찮다. 내가 여전히 여기에 있으니까.

요즘 이 아지랑이가 좀 더 자주 발생하는 것이 이해가 된다. 악화되었다는 신호일까? 어쨌든 치매는 진행성 질병이므로 벗어날 길이 없다. 이것을 두려운 전망이라고 생각했을 때가 있었다. 의식이 더 선명한 순간의 마음은 그 끝이 더 강하게 다가오고 있음을 알아차릴 것이다. 하지만 이제는 그런 생각이 최후를 재촉할 뿐이라는 것을 깨닫는다. 이에 대해서는 균형감을 잃지 않는 것이 좋다. 미래는 아직 오지 않았고 아주 멀리 있을 수도 있기 때문이다. 우리들 가운데 누가 어떻게 하루하루를 확실히 알 수 있을까?

그러나 사실 이런 아지랑이가 자주 내려오다 보니 놀라운 일이 생겼다. 이렇게 방향 감각을 완전히 상실하는 순간들이 자주 왔다가 사라지기 때문에 이상하게 덜 무서워진 것이다. 여기에서 중요한 것은 그 순간들이 오는 것이 아니라 사라진다는 것이다. 기억은 오래가지 않을 것이고, 내 뇌는 지속하지 않는 기억을 각인시킨다. 그 빈도 때문에 나는 침착함을 유지할 수 있으며, 속으로 이건 내 머릿속에서 잘못된 배선에 불과하고, 전체 전기 시스템을 차단시키는 엉뚱한 스파크이며, 아마 내 뇌는 이런 식으로 대처하는 것 같다고 혼잣말을 할 수 있다. 그것은 내가 아니라 내 몸 안에서 일어나는 물리적 작용 또는 반응이다. 그리고 나는 항상 나로 되돌아온다.

그렇다. 확실히 나는 진단받기 전의 나와 다르다. 그러나 다른 사람들 중에도 평생 똑같은 상태라고 말할 수 있는 사람이 얼마나 되겠는가? 이런 흉터들과 치매의 유일한 차이점이라면 흉터들은 눈에 더 잘 보이고, 보다 영구적이며, 완전히 회복될 수는 없어도 극복할 수도 있다는 점이다.

그러나 모든 것은 사물을 보는 방식에 달려 있다. 치매 같은 질병에 관해서는 태도가 싸움의 절반을 결정한다. 이런 안개 또는 합선(원하는 명칭으로 부르면 된다)을 처리하는 방식이 우리에게 일어날 일을 최소한으로 줄일 수도, 극대화할 수도 있다. 몇몇 친구들에게 상태가 별로 좋지 않은 날을 어떻게 설명할 수 있겠냐고 물어보았다.

"나는 희미한 날이라고 말해요. 그것이 그날의 내 기분을 가장 정확하게 나타내는 말이에요. 안개는 너무 극적으로 느껴지는데, 실신할 만큼 안개가 많지는 않아요. 대신에 그냥 모든 것이 내 앞에 있다는 느낌이에요. 머리를 돌려도 일 초 후면 따라잡아서 당신 앞에 있는 것과 비슷해요. 당신은 부족할 뿐이에요. 나한테 안개는 정말로 아무것도 볼 수 없다는 의미예요. 내가 표현할 수 있는 가장 가까운 말은 실신할 것 같은 상태입니다. 내 문제의 많은 부분이 혈관성 치매와 문자 그대로 뇌 일부에 공급되지 않는 산소와 관계가 있는 것 같아요. 그래서 그 순간을 있는 그대로 묘사하는 데는 그 단어가 가장 정확한 것 같습니다. 그러면 그 상태를 설명하기 위해 그런 에피소드들을 조금만 들어도 될 것 같아요."

"제대로 생각할 수 없는 날에 아침을 차리면, 결국 뮤즐리(스위스의 아침 식사용 시리얼—옮긴이)에 샐러드 소스를 얹거나 커피에 블루베리를 넣게 돼요. 그때에는 내 뇌가 경로를 벗어났다고 할 수 있어요. 내가 한 일을 보면 웃음밖에 안 나와요. 치매 때문이라는 걸 알지만 그냥 웃어요. 그래도 실망지는 않습니다. 친구들과 밖에 있을 때 바보 같은 일을 하면 이렇게 말해요. '아, 오늘 내 뇌가 경로를 벗어났네.' 그러면 친구들이 농담으로 대답합니다. '치매 카드는 쓰지 마. 우리랑 있을 때는 소용없어.' 유머가 도움이 된다는 걸 알았어요."

"난 그런 날들을 멍한 날이라고 해요. 난 내가 앓는 알츠하이머병을 알츠하이머병이라고 하지 않고, 내 보조라고 해요. 맨 처음부터 그렇게 했어요. 그 이유는 마치 내 머릿속에서 이 존재가 와서 내가 문제의 원인에 대처하는 과정과 내 일상에 개입하는 것과 거의 같기 때문이에요. 그래서 항상 오늘 내 하루에 개입하는 것은 내 보조라고 말합니다. 그리고 지금의 내 삶을 새로운 시기, 치매 시기라고 말해요. 상태가 나쁜 날에는 내가 무엇을 해야 하는지, 어디에 있었는지, 무슨 일을 했는지 몰라요. 하지만 그런 날에는 그냥 보조를 핑계로 댑니다. 보조는 나와 별개라고 생각해요. 상태가 나쁜 날에는 내 머릿속에 들어와 장악해서 나를 약간 통제 불능의 상태에 두는 것이기 때문에 서로 별개죠. 나는 주변에 간섭을 잘하는 편인데, 그래서 이런 이유로 나와 분리된 다른 존재, 보조가 있어야 해요."

진단

사람이 살아가면서 가장 대처하기 힘든 일은 통제력 상실이다. 사람은 누구나 자신의 행동을 제어하고 있다는 환상을 믿으며 정상적인 일상 업무를 하고 싶어 한다. 치매 환자가 받아들여야 하는 첫 번째 사항은 치매 환자의 뇌에 침입자가 들어와 장악했기 때문에 더 이상 자신이 통제할 수 없다는 사실이다. 단, 이것이 반드시 사실은 아니다. 이미 여러 번 말했듯이, 치매에는 처음과 중간, 끝이 있으며, 긍정적으로 접근할 수 있다면 살아가며 할 일이 아주 많다.

예전에는 '안개 낀 날'이 극적으로 나타나서 낯설고 충격적이었다. 하지만 이제는 자주 나타나서 내가 어느 정도 통제할 수 있게 되었고, 그것을 사전 경고로 받아들여서 일정을 비우거나 이불 속으로 들어가 휴식을 취한다. 어떤 면에서는 치매의 자살골인 셈이다.

이것이 치매 진단을 받은 지 6년이 된 현재 내가 취하는 태도다. 나는 사람을 황폐화시키는 치매 진단을 받은 모든 환자가 이런 태도를 취하지는 않는다는 것을 깨달았다. 그리고 치매가 사람을 황폐화시킨다는 점에는 의심의 여지가 없다. 분명 나는 58세에 신경과 의사와 마주 앉아서 내가 치매에 걸렸다는 이야기를 들었는데, 긍정적인 느낌도 내가 통제할 수 있다는 느낌도 없었다. 더 이상 해줄 수 있는 것이 없다는 의사의 말에 내 인생의 종말이 서둘러서 나를 보러 왔다는 느낌을 받은 채 병원을 떠났다. 그랬던 내가 6년 후에 그 분야에 대한 두 번째 책을 쓰고 있을 것이라고 누가 알았겠는가.

최근 몇 년은 전국을 돌아다니며 강연을 하고 도서 기념전을 열었다. 이 분야의 학생 간호사와 전문가들에게 강연을 했고, 나처럼 느닷없이 진단을 받은 사람들과 매일 이야기를 하며 그들에게 치매는 인생의 끝이 아니라 새로운 시작일 수 있다는 희망을 주었다. 그러나 대부분의 환자들에게 가장 두려운 전망은 통제력을 상실하게 된다는 점이었다.

내 친구들도 나와 비슷한 경험을 했다. 처음에 세상이 끝났다고 확신했던 진단이 생활 방식은 달라졌어도 여전히 똑같이 살아가는 길을 열어준 것이다.

"진단을 받은 지 8년이에요. 처음 진단을 받았을 때는 정말 부정적이었고 겁이 났어요. 그때부터 내 인생과 미래는 정해져 있지만 나는 그것과 맞서 싸울 것이라고 믿게 되었어요. 남들의 말대로 하라는 말을 들었고 그 결과 나 자신을 잃은 기분이었습니다. 하지만 8년이 지난 지금, 친구들을 만나고 지금 아는 내용을 알게 되면서 태도가 긍정적으로 바뀌었어요. 그렇지 않다는 것을 아니까요. 이제는 남들의 말대로 하지 않아요. 충고는 받아들이지만 결정은 스스로 내리죠. 긍정적으로 생활하는 다른 사람들과 내 경험에 비추어보면, 나는 내 삶을 여전히 긍정적으로 영위하고 있습니다. 미래는 생각하지 않아요. 하루하루 살아갈 뿐입니다."

"나는 2년 전에 진단을 받았는데 그 과정이 몹시 부정적이라는 것을 알게 되었어요. 아무튼 나는 꽤 비관적인 사람이에요. 항상 실수할 수 있는 것, 실수할지도 모르는 것을 살폈어요. 마음속으로는 그것이 무엇인지 알았지만 스스로 인정하고 싶지 않았죠. 아빠는 늘 '우리 가족 중에 치매 환자는 없어. 그러니까 너도 괜찮을 거야'라고 말씀하셨어요. 하지만 할머니는 치매를, 할아버지는 파킨슨병을 앓았어요. 구글 검색을 하고 책을 읽었는데, 너무 부정적인 이야기들뿐이었어요. 간병인 관점에서 쓴 책들을 많이 보았는데, 다 너무 부정적이었어요. 온통 환자들을 대하는 것이 얼마나 힘든지에 대한 이야기였죠. 그래서 그런 책을 읽을 때마다 '나도 이렇게 되겠구나'라는 생각이 들었습니다. 진단을 받고 처참했어요. 그때 당신의 책《내가 알던 그 사람》을 읽게 되었고 태도가 완전히 바뀌었죠. 이렇게 생각했어요. '이 여자가 할 수 있으면, 나도 할 수 있어. 내가 지금 하려는 것을 아무도 막지 못해'라고요"

대처하기

영국 3개 대학교의 연구자들은 치매 진단을 받은 후 환자들의 태도가 어떻게 정해졌는지 이해하고 싶었고, 일 년 후 그들을 찾아가 얼마나 변했는지 확인하기로 했다. 그들은 2005년 보고서에서 자기 병을 대하는 치매 환자에 대한 일반인의 인식은 치매 환자들의 다양한 대처 방식이 원인일 수 있다는 사실을 강조했다. 일부 환자는 진단을 거부하는 태도를 보이는데, 다른 사람들은 이런 거부 자체를 치매 증상으로 오해하는 일이 종종 있다. 대처 스타일은 자기 유지와 자기 순응의 두 가지로 나뉜다. 자기 유지 스타일의 환자들은 자신이 치매에 걸린 사실을 인정하지 않는다. 예를 들어 그들은 건망증을 감추거나 무시하려고 할 수 있다. 이와 달리 자기 순응 사고방식의 사람들은 건망증에 더 잘 대처하기 위해 도움이 될 방법을 써보려고 할 수 있다.

물론 어느 쪽이 옳다 그르다 말할 수 없으며, 누구나 자신이 옳다고 보는 방법대로 대처한다. 그러나 개인의 대처 방식을 잘 이해하지 못하면 가족과 친구들은 치매 환자가 본인이 치매에 걸렸다는 것을 인식하지 못한다고 생각하게 될 수 있다. '사회적 관계의 관점에서' 이 보고서의 저자들은 다음과 같이 진술했다.

어떤 상황에서는 '인식하지 못하는' 것처럼 보이는 치매 환자가 다른 상황에서는 아주 명료하게 인식하고 있음을 보일 수 있다. 이는 변동하는 인식 수준이 그대로 나타난 것일 수도 있지만, 그것이 어떻게 받아들여질지 또는 어떤 영향을 주게 될지에 대한 환자의 인식에 따라 표현하기로 한 것을 그들이 조정하기 때문에 편차가 발생하는 것일 수도 있다. 이와 유사하게, 주변 사람들 말에 따르면 치매 진단 사실이나 상황을 '의식하지 못하는' 환자들이 때때로 연구 목적의 인터뷰에서는 연구자들의 예상보다 훨씬 잘 인식하고 있다는 것이 아주 명확하게 드러난다.

자신이 치매에 걸렸다는 것을 인정하지 않겠지만 치매가 어떤 영향을 미칠지는 아는 환자들이 있다. 이상하게 결합된 특징이다. 나는 가끔 이런 환자들을 자기가 동성애자라고 '커밍아웃'하는 사람들에 비유한다. 그들은 자신이 동성애자임을 잘 알고 있지만 '커밍아웃'하는 행위는 두려워한다. 치매 환자들에게도 비슷한 차별이 있을 수 있다. 특히 일부 사람들은 여전히 치매를 정신질환이라고 생각하고, 유감스럽게도 치매에는 부당하게 커다란 낙인이 찍혀 있다는 것을 우리는 안다. 환자들이 자기 모습 그대로가 안전하다고 느끼지 않을 때 치매 진단을 무시하거나 과소평가하여 '자기 유지'를 시도해보려는 것은 당연하다. 하지만 이런 이유로 치매 환자로서의 생활에 대한 태도를 바꾸는 데 도움을 줄 수 있는 치매 환자들로 이루어진 지원 그룹에 참석하기를 거부하는 환자들도 있다.

그들에게 그 이유를 물어보면 이렇게 대답한다. "난 그냥 치매는 생각하지 않고 보통 사람들처럼 생활하고 싶어요." 그 마음은 충분히 이해할 수 있지만, 그들은 치매를 인정하는 것에 대한 두려움 때문에 정말로 도와줄 수 있는 사람들의 지원을 받지 못할 수도 있다. 그들이 마음을 바꾸어 기꺼이 진단을 받아들이게 할 수 있는 유일한 방법은 사회 전체의 태도가 바뀌는 것이다.

보고서를 작성한 연구자들이 인터뷰했던 대부분의 사람이 그해에 변화를 보였다. 나는 내 태도가 슬픔에서 수용으로 바뀌었다는 것을 안다. 이런 변화 덕분에 나는 오늘을 최대한 잘 살 수 있게 되었다. 사람들이 도전적인 상황에서 그러하듯이, 우리는 끊임없이 변화하고 적응한다. 하나의 대처 방식이 변화 없이 내내 똑같아야 하는 것은 아니다.

"개인의 심리 반응 면에서 치매 발병은 적응 대처에 대한 보상

적 시도를 촉발할 수 있는 자기 위협으로 보일 수 있다"라며 보고
서는 계속 설명했다.

> 환자 개인이 채택한 대처 스타일은 그 사람이 살아오는 동안
> 어려운 상황에서 주로 취했던 처리 방식을 통해 구축된 성격
> 과 과거 경험으로부터 영향을 받을 것이다. 난관을 정면으로
> 맞서서 대처하는 사람들도 일부 있지만, 다수는 겪고 있는 위
> 협을 최소한으로 줄이려고 시도하며 대처한다. 예를 들어 그
> 들은 공공연하게 어떤 어려움을 정상화하거나 잘 해명하려
> 고 할 수도 있고, 아니면 암암리에 그것들을 생각하지 않으려
> 할 수도 있다. 아니면 보다 반사적으로 내지는 무의식적으로
> 어려움을 부정하는 과정이 있을 수도 있다.

누군가의 치매 대처 전략을 인정하는 것은 그 사람이 치매를
앓으면서 최선의 삶을 살도록 돕는 데 아주 중요한 단계다. 치매를
받아들이지 않으려는 사람들에게는 불인정이 외적으로 대처하고
싶은 방식이다. 하지만 그렇다고 해서 그들이 내면에서 자신의 치
매를 의식하지 못한다는 뜻은 아니다. 이 분야의 '활동가'인 나와
친구들을 본 환자들은 아마 치매의 존재에 사로잡힌 것처럼 보이
는 삶을 살고 싶지 않을 것이다. 우리가 하는 일이 아주 신경 소모
적일 수 있고 어떤 면에서는 부정적이기 때문에, 아마 이것은 옳은
결정일 것이다.

다른 사람들은 중단할 수 있는 것처럼 보이지만, 우리 친구들

일부는 자신의 이야기를 공개적으로 공유했기 때문에 중단할 수 없다. 그러나 2005년 보고서에 설명되어 있듯이, "비참할 수 있는 문제에 대한 생각이나 대화를 의식적으로 하지 않으려는 것과 하지 않으면서 의식하지 못하는 것은 구별해야 하며, 이는 오히려 적응적 대처 수단을 나타낼 수도 있다."

대처 스타일을 살펴보는 것은 흥미로운 연구 분야다. 2002년 연구 보고서는 다음과 같은 사실을 밝혀냈다.

> 버티고 보상하려는 시도는 본질적으로 자기방어적인 행동이며, 자아감과 정상 상태를 유지하려는 시도를 드러낸 것이었다. 한편 투지 계발과 타협은 위협에 정면으로 맞서고, 그것을 도전으로 보고, 자기 내부의 변화를 통합하기 위해 싸움과 수용의 균형을 맞추는 방식으로 반응하려는 시도를 반영했다.

기억해야 할 중요한 점은 옳은 대처 전략은 없다는 것이다. 우리가 역경에 대처하는 방식은 치매에 걸렸든 안 걸렸든 사람마다 다르다.

전문가의 태도

환자들이 치매 진단에 대하여 느끼는 방식에 가장 큰 역할을 하는 것이 전문가들의 태도라는 사실에 많은 치매 환자가 동의하고 있다. 지난 6년 동안 내가 가장 많이 배운 것은 나의 태도에 영향력이 있을 뿐만 아니라 그 힘은 내 주변 사람들로부터 영향을 받는다는 것이다. 그런 이유로 현재 나는 주위에 긍정적인 사람들, 즉 나와 비슷하게 '할 수 있다'는 태도를 가진 사람들이 있는 것이 좋다. 그러나 이런 힘이 치매 진단을 받은 다른 사람들에게 전해질 수 있는 유일한 방법은 전문가들이 다른 접근 방법을 취하는 것이다.

나에게 치매 진단을 해준 의사는 좀 더 긍정적인 말을 할 수도 있지 않았을까? 어쩌면 이렇게 말할 수도 있었을 것이다. "네, 치매는 참 곤란한 병이에요. 하지만 이 새로운 꼬리표가 당신을 나타내지는 않을 거예요. 5분 전에 이 문을 열고 들어온 당신과 지금의 당신은 같은 사람입니다. 여전히 당신은 많은 일을 할 수 있고, 많은 것이 될 수 있어요." 예전에 내가 진료실을 떠날 때 이런 말을 들었더라면 어땠을까?

그러나 6년이 흐른 지금, 전문가들의 말은 예나 지금이나 별로 바뀌지 않은 것 같다. 반면에 치매 환자들은 의사와 간호사들보다 더 많은 지식을 갖게 된 것 같다. 내가 더 이상 검사도 받지 않는 것은 이런 이유 때문이다. 병은 악화되었는데 할 수 있는 일은 없다는 말을 누가 듣고 싶겠는가? 그들이 다른 방식으로 말했다면 달라졌을지도 모른다. 예를 들면 이렇게 말이다. "이제 이 분야가 좀 더 어렵다는 것을 알아가고 있는 것 같지만, 무슨 대책이 있는지 봅시다…." 하지만 그들은 이렇게 말하지 않는다. 나만 그렇게 느낀 것이 아니다.

"나는 더 이상 어떤 검사도 안 받아요. 그들을 보면 부정적인 느낌만 들어요. 지난번에 갔을 때 의사들이 내가 악화되었는지 검사했는데, 아주 오래전의 병력까지 보는 바람에 실수를 했죠. 그들은 내가 많이 악화되었다면서 약을 바꿀 계획이라고 말하더군요. 그 이야기에 약간 화가 났어요. 새 약에는 무슨 부작용이 있을까 걱정되었거든요. 그 후에 그들에게서 사과 편지를 받았어요. 그렇지만 사실 나는 여전히 같은 수준이에요. 의사가 본 검사 결과는 예전에 받았던 것들이에요. 나는 그들이 한 말 때문에 한 달 동안 정말 우울하고 불안했는데, 틀린 것이었다고 밝혀졌잖아요. 그래서 더는 안 가기로 했어요. 내 삶에 그런 부정적인 것들이 끼어들지 못하게 할 거예요."

"의료전문가들이 우리를 단념하고 있다는 느낌이에요. 그들은 단지 이렇게 말했어요. '할 수 있는 게 없어요. 그냥 우리의 말에 따르면서 마지막을 준비하세요.'"

"우리가 받은 진단을 부정적으로 또는 긍정적으로 느끼게 하는 것은 전문가들이에요. 몇 달 전에 사회복지사가 전화해서 나를 방문해서 대화를 나누고 싶은데 예약을 잡아도 되느냐고 물었어요. 나는 방이 하나인 아파트에 살아요. 보호시설이 아니고 그냥 평범한 1층 아파트예요. 길 건너에는 친구 두 명이 살고 있고요. 친구들이 거기에 살고 있고, 가족들도 가까이 살아요. 그런데 사회복지사가 와서 '보호시설에 들어가야 할 때인 것 같아요'라고 하더군요. 그래서 내가 말했죠. '아니요. 거기에 가는 것보다 여기에 있는 것이 더 돌봄을 받을 수 있어요.' 하지만 사회복지사는 내가 혼자 살기 때문에 당연히 다른 곳으로 거처를 옮겨서 보살핌을 받아야 할 것이라고 추측했어요."

"의사 한 명을 알고 있는데, 경험이 아주 많죠. 그 의사가 여러 번 말했어요. '진단이 잘못 내려졌다고 생각하죠? 치매일 리가 없어요.' 그녀의 말은 '당신은 요리를 할 수 있고, 이야기를 할 수 있으니, 치매일 리가 없다'는 뜻이었어요. 그녀의 이야기는 '글쎄요, 나는 계속 열쇠를 잃어버려요, 라거나 방에 왜 갔는지를 이유를 잊어요.' 같은 일상적인 것들이에요. 그녀는 65세지만, 그건 치매가 아니에요(당신은 그 나이에 잘 지내죠). 전문가들의 또 다른 나쁜 태도는 환자를 고려하거나 환자에게 맞추어서 행동하지 않는다는 거예요. 우리가 치매 환자라는 걸 알면서도 여전히 우리가 똑같은 서류를 작성하고 우리 이야기를 계속 들려줄 거라고 예상해요. 그리고 수술을 받으러 병원에 가면, 수술 날 아침에 이렇게 물어요. '뭐 먹거나 마셨어요?' 정말 어리석은 질문이죠. 그들은 우리 대답에 의존하면 안 되고, 아예 그런 질문을 하면 안 되죠."

"진단을 받은 후, 지원이 부족해서 아주 실망했어요. 기억 클리닉의 모든 사람이 이런 말들을 했어요. '유언장 정리를 꼭 하세요', '인생을 정리했는지 확인해봐요. 얼마나 남았는지 모르니까요.' 나를 담당했던 의사는 유일하게 긍정적이었던 의료전문가였어요. 내가 그를 다시 찾은 이유는 약을 먹어야 할지 말지를 몰라서였어요. 약 복용에 대해 곰곰이 생각했는데, 사실 그 설명도 그 의사가 해주었어요. 어떤 면에서 그는 내가 약을 복용하지 않기로 마음먹는 데 도움을 주었어요. 그가 말했어요. '그냥 나가서 당신의 인생을 사세요. 하고 싶은 것 하고요.' 그는 의료전문가로서는 유일하게 그렇게 말했어요."

주관적인 생각이지만 전문가들이 우리에게 어떤 느낌을 받게 하느냐에 따라 우리가 준비를 할 수도 있고 망가질 수도 있다. 전문가들은 너무 오랫동안 부정적으로 설명해주었다. 그 이유는 그냥 그들도 어떻게 반응해야 할지를 몰랐기 때문인 것 같다. 이런 말이 환자에게 부정적인 영향을 준다는 사실을 그들이 깨달은 것이 불과 몇 년 전의 일이다. 아이에게 쓸모없는 녀석이라고 계속 말한다면, 결국 아이는 그 말을 믿기 시작할 것이다. 성인이라고 왜 다르겠는가? 우리를 일컬어 계속 도전적이라거나 파괴적이라고 한다면, 우리 역시 그 말을 듣고 영향을 받을 것이다.

2019년에 엠마 울버슨은 연구 목표를 언어가 미치는 영향 조사로 정했다. 건강과 사회복지 전문가 378명을 대상으로 그들이 치매 환자에 대해 설명을 할 때 어떤 용어를 잘 사용하는지를 조사했는데 일치된 결과는 없었다. 그러나 그들은 "말의 힘이 아주 강하며 자신들이 치매 환자의 행동 변화를 설명할 때 사용하는 용어가 다른 사람들이 치매 환자에게 보이는 반응과 도와주는 방식에 영향을 줄 것으로 생각한다"는 점에는 동의했다. 무례하고 공격적인 언어를 사용하면 환자가 표준 이하의 보살핌을 받게 되는 일이 종종 있다.

치매 환자들은 '도전적인 행동' 같은 표현을 좋아하지 않으며 대신에 '채워지지 않은 욕구' 같은 표현을 좋아한다는 데 동의했다. "그들은 어리석다거나 꺼림칙한 느낌을 주지 않는 친절한 표현을 선호했다. 일부는 잘못된 꼬리표 때문에 보살핌을 충분히 받지 못하고 더 이상 사람대접을 받지 못하게 될까봐 걱정하며 아주 강하게 반발했다."

특히 다른 사람들의 보살핌에 많이 의존해야 하는 요양원에서는 그것이 얼마나 두려운 전망일지 이해할 수 있다. 자신의 정체를 치매로 정의하고 싶은 사람은 아무도 없다. 암 환자가 암으로 정의되지 않는 것처럼, 우리 치매 환자들은 자신의 자아를 계속 보유하기를 원한다. 그러나 치매를 앓는 우리에게는 꼬리표가 더욱 쉽게 달리는 것 같고, 그 꼬리표를 보고 사람들은 추측하게 된다. 의사소통이 어려울 때 우리의 행동이 실수가 아닌 경우가 종종 있다. 내가 마시고 싶은 것은 차인데, 누군가가 커피를 주려고 한다. 이때 싫다고 표시할 수 있는 유일한 방법이 컵을 바닥에 던지는 것이라면, 그렇게 할 수밖에 없다. 그러나 그것은 채워지지 않은 욕구의 표시이지 까다롭거나 도전적인 행동이 아니다.

올버슨 보고서의 결론은 다음과 같다.

"이 연구에서 치매 환자들은 건강과 사회복지 전문가들이 잘 사용하는 일부 언어가 자신들을 전인적 인간으로 보지 않고 치료해야 하는 증상으로 보이게 하며, 따라서 자신들이 중대한 위험에 빠질 수 있다며 많은 우려를 표했다."

나는 이 점이 아주 슬프다. 치매 환자를 돌보는 전문가들에게는 올바른 태도를 갖추는 것이 아주 중요하며, 이는 그들의 언어를 통해 나타난다. 그들이 언어를 제대로 사용하지 못한다면, 적임자라고 할 수 없다.

가족의 태도

치매 환자에게 좋은 소식은 매일 새로운 날이 시작되므로 다시 시작할 수 있고, 사용하는 언어와 어조, 진행성 질병에 접근하는 방식을 바꿀 기회를 얻게 된다는 것이다. 이 기회는 치매를 진단받은 당사자이든 가족이나 지역 사회, 의료계에서 환자를 지원하는 사람이든 모두에게 있는데, 지원해주는 사람에게 훨씬 중요하다. 변화를 주기에 너무 늦은 때는 없다. 이 책을 내려놓고 바로 시작해도 된다.

인생에서 충격적인 사건을 다루는 일이라면 우리의 태도는 바뀔 수 있다. 자신의 인생에서 일어난 중요한 일들, 즉 죽음, 이혼, 해고 등을 생각해보라. 사람들은 의심의 여지 없이 애도하고 재조정하는 기간을 견뎌내야 하지만, 결국 그들은 받아들이고 그 상황에서 얻을 수 있는 최선의 것을 찾는다. 그런데 치매라고 왜 달라야 하는가?

내 태도는 내가 대처하는 방식이다. 다른 사람의 태도보다 더 좋지도, 더 나쁘지도 않다. 나는 계속 증가하는 아지랑이를 긍정적인 것으로 바꿀 수 있다. 운 좋게도 아지랑이가 나타나는 것을 느낄 수 있기 때문이다. 친구들 중에는 자신의 아지랑이가 나타나는 신호가 없다고 하는 이들이 있는데, 아마 그 신호를 알아차리지 못하거나 알아차리지 않기로 선택했기 때문일 것이다. 다행히 나에게는 어떤 날에 머리가 어떻게 느끼는지 물어보는 본성이 있지만, 다른 사람들은 그렇게 운이 좋지 않다. 그렇다고 왠지 그들이 실패했다는 뜻은 아니다. 나는 치매에 '행위'로 대처하지만, 모든 사람이 똑같지는 않기 때문이다.

사람들은 각자가 이 질병에 맞서기 위한 자기만의 전술이 있지만, 주변 사람들이 우리를 무력하게 만들면 삶에 임하는 방식이 바뀐다. 친구들에게 진단을 받고 가족들이 어떤 반응을 보였는지 물어보았다.

"내 경우에는 친구들과 가족의 반응이 아주 부정적이었어요. 그래서 우울해지고, 그들은 거기에 긍정적이지 않아요. 여전히 노인병이라고 분류하는 사람도 있고요. 처음에는 이런 부정적인 태도를 모두 감수했고 사람들에게 나는 괜찮다고 말하려고 최선을 다했지만, 속마음은 '괜찮을까?'라고 생각하고 있었어요."

"오빠는 나보다 한 살 많은데, 내가 치매 진단을 받았다는 사실을 절대 받아들이지 않았어요. 오빠가 두려워서 그런 건지는 모르겠어요. 오빠에게 설명해보려고 했지만, 이해를 못하고 이해하고 싶어 하지도 않아요. 엄마는 14년쯤 전에 돌아가셨는데, 몇 년 전 점심시간에 오빠와 함께 사교클럽에 갔다가 헤어질 때 오빠에게 이렇게 말했어요. '난 여기서 기다려야 해. 엄마가 날 만나러 여기로 올 거야.' 오빠가 말했죠. '아니야, 엄마는 돌아가셨어.' 나는 '아니야, 여기서 날 만날 거야'라고 말했어요. 물론 나는 엄마가 돌아가신 것을 알지만, 그 순간에는 혼란스러웠던 것이 틀림없어요. 오빠가 나에게 소리치며 주차장으로 나를 끌고 갔고, 나는 가로등 기둥에 매달려서 말했어요. '엄마가 올 거야. 여기서 기다려야 해.' 오빠는 소리치며 나를 끌고 갔고 사교클럽에 있던 사람들이 모두 나와서 무슨 일인지 봤어요. 한 여성이 구급차에 전화를 걸어서 말했어요. '여기에 치매에 걸린 여자가 있어요.'

다음 날 오빠는 내 말에 동조했고 나는 오빠에게 사과했어요. 내가 딸에게 그 이야기를 했더니 딸은 화를 내면서 말했어요. '왜 엄마가 미안하다고 했어요? 미안하다고 해야 했던 사람은 삼촌이라고요.' 딸아이가 옳았어요. 오빠는 나를 정신 차리게 하려고 나를 고통스럽게 했고 그때 나의 현실은 그 자리에 남아서 엄마를 기다려야 한다는 것이었으니까요. 치매가 어떤 것인지 내가 설명하려고 했을 때 오빠가 내 말에 귀를 기울였다면 그렇게 행동하지 않았겠죠. 하지만 오빠는 듣고 싶어 하질 않아요. 딸아이는 그런 일이 또 일어날 수 있으니 다시는 삼촌과 단둘이 외출하지 말라고 했어요. 그 상황에서 오빠가 '잠시 여기 앉자. 내가 엄마 전화를 받았는데, 오늘 오지 못할 수도 있다고 했어'라고 했다면 상황은 더 나았겠죠. 나는 그 사건 이후 정신적으로 너무 쇼크를 받았고 아주 감정적으로 되었어요. 그 후로 오랫동안 그 사교클럽에 가지 않았어요. 클럽의 모든 사람이 나와서 무슨 일인지 보았고 내가 술을 너무 많이 마셨나 보다고 생각했을 것 같아서 아주 당황스러웠거든요."

첫 번째 사례에서 친구의 사과는 오빠의 무지에 대한 것이었고, 친구의 머릿속에 치매가 있는 것이 어떤 느낌인지를 오빠가 이해하려 했다면 두 사람 모두에게 더 좋게 상황을 처리할 수 있었을 것이라는 점은 사실이다. 하지만 그 대신에 보인 오빠의 반응에 친구는 쇼크를 받고 당혹스러워했다.

한 친구가 내게 이렇게 말했다.

"우리는 다른 사람들이 치매를 알지 못하고, 우리가 어떤지 그리고 어떤 느낌인지도 이해하지 못한다는 사실을 이해하려고 많은 시간을 들입니다. 결국 우리는 그런 사람들을 고려해야 하니까요. 종종 다른 사람들의 통찰력과 공감 능력 부족을 받아들이고, 그것을 위해서 자신의 감정을 끊어내야 해요. 우리는 다른 사람들이 이해하지 못한다는 이유만으로, 우리 감정의 측면에서 우리 머릿속에서 벌어지고 있는 상황의 현실을 부정해야 합니다. 그러나 우리는 평소의 모습일 수 없어서 더 기분 나빠요. 기묘한 조합이죠. 우리는 다른 사람들에게 친절해지고 싶고 그들에게 치매에 대한 통찰력이나 이해력이 없다는 사실을 받아들이고 싶어 해요. 하지만 그렇게 한다는 것은 우리 자신의 감정을 부인하는 거예요."

이 때문에 교육이 중요하다. 환자에게 가장 가깝고 소중한 사람도 모르는 것을 다른 사람들이 알기를 기대해서는 안 된다. 그러나 그들은 사회에서 보고 들은 것 때문에, 또한 어쩌면 치매 같은 병이 무서워서 보고 듣기를 거부했기 때문에 치매에 대하여 이런 결론을 내렸는지도 모른다.

다른 사람들의 태도는 치매를 앓는 사람의 스스로에 대한 느낌에 영향을 줄 것이고, 따라서 환자가 진단에 얼마나 잘 대처하는지에도 영향을 줄 것이다. 2004년의 한 연구는 치매를 앓는 사람의 행동이 얼마나 복잡할 수 있는지를 고찰했다. "모든 것이 좋다고 클리닉에 주장하는 환자는 '버림'받을 두려움 때문에 또는 건망증은 다른 건강 문제에 비해 사소하다는 생각에서, 또는 자존감을 유지하려는 욕구 때문에 그렇게 하는 것일 수 있다"고 보고서는 진술했다.

한편 이 환자가 가정에서 벌어지고 있는 일에 대한 두려움과 고통을 표현하거나 행동을 통해 이것을 간접적으로 보여줄 수도 있다. 배우자의 설명은 그들이 환자의 자아감을 강화시키기 위해 대처 전략을 지원하려고 노력하면서 근원적인 의미에 많이 순응한다는 표시다. 임상의는 또한 그들의 주관적인 경험을 설명하는 방식에서 입증되었듯이 알츠하이머병 환자의 심리적 욕구에 민감해야 하며, 웰빙의 질을 높이는 방식으로 반응할 준비가 되어 있어야 한다.

다음은 또 다른 친구들이 해준 개연성 있는 이야기다.

"부모님은 80대이고 자식은 나 하나뿐이에요. 그래서 내가 54세에 조기 발병 치매를 진단받았다고 부모님께 말하기가 더 힘들었어요. 두 분은 나보다 충격을 더 크게 받았어요. 어머니는 아무 말도 못하셨고, 특히 진단받은 후 여전히 내가 직접 일 처리를 하고 있을 때는 너무 힘들었어요. 게다가 부모님이 내 심정을 토로하지 못하게 하는 것이 정말 힘들었습니다. 어머니는 곧바로 물으셨어요. '얼마나 더 살 수 있니?' 당시에는 그 질문이 정말 상처가 되었지만, 더 깊게 생각해보았어요. 내가 어머니의 입장이 되어서 이것이 내 딸의 일이라면 어떤 기분일까 궁금했죠. 아마 안아주었을 겁니다. 알아요, 우리 어머니와 아버지는 안 해주셨죠. 나는 안기지 못했어요. 그래서 밀쳐진 것처럼 느껴졌어요.

아버지는 치매를 가족사의 흠으로 보았어요. 완벽주의자인 아버지는 이 병의 근원이 무엇이냐고 물으셨죠. 그것이 아버지에게 정말 영향을 주었어요. 어머니와 아버지가 받아들이지 못한다는 사실을 내가 인정하기까지 시간이 좀 걸렸습니다. 어머니는 이제 좀 인정하시는 것 같아요. 나한테 전화도 하시고 문자 메시지도 보내줍니다. 내가 자랑스럽다고 정확히 말하지는 않았어요. 한 번도 하신 적이 없어요. 그렇게 말하기가 정말 어렵다고 생각하세요. 하지만 내 속마음은 두 분이 나를 자랑스러워하신다는 것을 압니다. 그럼에도 두 분이 그걸 말한 적이 없다는 것은 사실이에요. 그런데 이제 삼촌이 치매 진단을 받았고, 어머니는 이렇게 말씀하셨어요. '삼촌은 삼촌 집에서 살고 있고 식구들이 삼촌을 요양원으로 보내지 않을 거야.' 내가 말했죠. '글쎄요, 삼촌은 요양원 가고 싶지 않을 거예요. 식구들이 삼촌에게 무엇을 원하는지 물었을 거예요.' 그리고 어머니가 말했어요. '삼촌은 어떻게 할까?' '글쎄요, 아마 집에 계시는 게 더 좋을 거예요. 환경도 친숙하고 어디에 뭐가 있는지 잘 아니까요.' 하지만 지금도 어머니는 치매 환자는 다 요양원으로 가야 한다고 생각하세요."

자신이 치매 진단을 받은 사실을 나이 든 부모에게 알려야 했던 친구의 경험은 이 책을 쓰기 전까지는 생각지도 못했던 상황이다. 치매가 가족에게 어떤 의미인지에 대한 편견 때문에 엄마와 아빠의 위로가 필요했던 그 순간에 부모가 딸을 위로해주지 못했다는 것은 참 부끄러운 일이었다. 자식이 몇 살이든 부모는 언제나 부모다. 나한테는 일어나지 않은 일이지만, 조기 발병 치매를 진단받는 사람들이 더 많아지면서(진단받은 치매 환자들의 약 5%) 이런 상황은 가족 내에서 점점 더 흔해질 수 있다.

하지만 치매에 대해 이야기하지 않는다면, 사람들을 교육시키지 않는다면 어떻게 태도의 변화가 올 수 있을까? 치매 환자가 타협하고, 다른 사람을 걱정시키지 않으려고 자기 감정을 숨기게 되는 경우가 종종 있는 것이 사실이다. 그러나 우리가 도전적이라고 보는 상황과 시나리오에 대하여 목소리를 낼 수 없다면, 우리는 결국 자신을 더욱 무력하게 만들 뿐이다.

자아감

자아에 대한 개념과 자아를 지키는 것의 중요성은 지금까지의 치매 연구에서 잘 설명되어왔다. 일단 자전적 기억과 함께 자아감이 떨어지기 시작하면, 쇠퇴 속도가 더 빨라지는 것 같다. 기억은 지금의 우리를 만들며, 또한 지금까지 우리를 몰랐던 사람들이 우리를 전인적 인간으로 보게 하여 우리의 욕구와 행위를 이해할 수 있게 해준다. 우리의 과거는 미래의 우리를 만들기 때문에, 자신의 과거를 잊어서는 안 된다.

치매 진단을 받고서 자아감을 잃는 일이 종종 있다. 스스로를 더 이상 가치 없는 존재로 여기는데, 이것은 아마 은퇴자가 목적의식을 잃었다고 느끼는 것과 비슷하다. 마리 밀즈의 1997년 연구에서, 치매 후기의 한 남성은 자신이 전쟁 포로였던 시기에 대하여 아주 자세히 이야기할 수 있었다. 연구자들은 이 사실의 중요성에 주목했다.

그것들은 '마음의 기억 속에 오래 남는…' 종류의 기억들인데, 그 까닭은 이 기억들이 그 사람 자아의 신체 및 심리적 생존과 깊은 관련이 있기 때문이다. 전쟁 포로였던 시절에 생존을 위해 기울였던 열띤 노력이 이렇게 치매의 맹공에도 거의 끝까지 사라지지 않는 오래가는 기억을 만들어냈을 것이다. 그의 이야기를 통해 사람들은 그를 어렵지 않게 '전인적' 인간으로 볼 수 있게 되었다. 이것은 그에게 서사 정체성을 주고 이 병을 앓는 동안에도 서사를 유지하는 것이 중요함을 강조한다.

우리 모두는 단순한 치매 환자가 아닌 그 이상의 존재로 보이고 싶어 한다. 이런 바람은 환자와 다른 사람들 모두 치매에 대해 더 좋은 태도를 보이도록 조장한다. 내가 우리 동네에서 치매에 걸린 웬디가 아니라 '카메라 여인' 웬디로 알려지는 게 얼마나 좋았는지 앞에서 이야기했다. 동네 사람들이 내 치매를 보기 전에 내 기술을 보았기 때문에 기운이 났다. 그들은 질병이 아닌 사람을 본 것이다.

우리가 치매에 걸리기 전의 자신에 대한 이야기를 함께 나눌 수 없는 시간이 올 것이다. 그 때문에 우리는 자신에게 가장 가까운 사람들이 자신을 가장 잘 아니까 그들의 말에 귀 기울여야 한다고 늘 말한다. 의사소통이 어려워지면 그들은 우리가 살아온 이야기를 잘 간직해주겠지만, 이런 이야기들은 다른 간병인들과 관계를 맺는 방법으로 서로 공유될 수도 있다. 이런 이야기들을 서로서로 공유하면 환자의 행동이 더 잘 이해될 수도 있다.

요양원의 간호사실 뒤에 앉아 있었던 전직 간호사였던 환자에 대한 일화가 떠오른다. 간병인은 그녀를 방으로 가게 할 때면 그녀가 왜 그렇게 화를 내는지 알지 못했다. 직원들은 환자 자신이 간호사였다는 것을 알게 되자, 그녀를 간호사실 뒤에 앉히고 서류 정리와 가짜 메모를 적을 수 있게 했다. 또한 우유 배달부였던 한 남성에게는 '파괴적'이라는 꼬리표가 붙어 있었다. 그는 매일 새벽 4시에 일어나서 주방에 있는 우유병을 찾아와 입소자들의 방문 밖에 갖다놓았다. 하지 못하게 하면 그는 화를 내고 폭력적으로 행동했다(누군가가 당신의 일을 방해한다면 당신은 어떻게 하겠는가?). 하지만 직원들은 그가 예전에 우유 배달부였다는 사실을 알게 되었고, 그에게 이른 시간의 우유 배달을 허용했다. 그가 배달을 마치고 '집'으로 가서 침대에 누우면, 직원들은 다른 입소자들이 깨기 전에 우유병을 치웠다.

밀즈의 보고서에서 확인되듯이, 이렇게 자전적 이야기를 상세히 아는 것이 모든 치료 계획에서 꼭 필요하다.

정보를 제공하는 환자의 인지 능력이 병 때문에 점점 나빠짐에 따라, 환자가 자신의 이야기를 다른 사람에게 전해준 경우도 주시해야 한다. 치매 치료의 일부로 그런 이야기를 공유하면 간병인이 환자에게 갖는 존중과 이해, 수용 태도가 강화된다고 주장되었다. 그러므로 이런 의미에서 개인의 이야기는 절대 사라지지 않는다. 그것은 이어지는 상호작용 중에 환자가 언어적으로 또는 비언어적으로 되돌려 받을 수 있는 귀중한 자원의 형태로 계속 존재한다.

따라서 간병인이 환자에 대해 갖고 있는 정보와 이해 정도는 치료 계획과 모든 치료 접근 방식에 영향을 준다. 이는 치매의 진행 과정 내내 계속 작용하며, 다른 사람과의 의사소통 능력이 심각하게 손상된 말기에도 예외가 아니다.

긍정적인 태도

한나 스코트는 2020년 보고서에서 여성 치매 환자의 태도를 고찰했다. 연구 결과, 스코트는 환자의 주변 사람들은 치매 진단을 받은 여성이 자신을 바라보는 방식에 큰 영향을 미치며, 사회생활을 유지할 수 있을수록 긍정적인 특징을 더 많이 되받을 수 있어서 자아개념뿐만 아니라 자존감도 높아진다는 결론을 내렸다.

이 보고서는 여성 환자들이 폭넓은 활동으로 삶을 풍요롭게 하려고 결심하고 이를 통해 행복과 목적의식을 갖게 된다는 것에 대하여 검토했다. "독립성 유지 역시 많은 여성 환자들에게 중요한데, 이것은 자기 삶의 양상과 결정을 통제하고 싶은 욕구로 표현되었다. 이 욕구는 대처 전략을 통해 충족되었다. 예를 들어 혼자 생활하는 여성에게는 다이어리와 달력 사용이 특히 중요했다."

이 연구는 "긍정적인 자아개념을 유지하는 것이 저항이라는 전체 주제의 중심 내용이었다. 이를 통해 사람들은 자신을 긍정적인 관점에서 인식하고 능력을 키우면서 그에 따라 자존감을 보호할 수 있었다"라고 확인했다.

이런 대처 전략이 여성 환자의 태도에 더 긍정적으로 작용하는 이유는 알 수 있지만, 남성 환자에게는 작용하지 않는 이유는 특별히 없다. 나는 스스로 포기하지 않는 마음가짐의 중요성에 대하여 늘 말해왔다(정말 많은 타인이 우리를 위해 노력하고 행할 것이다). 그리고 긍정적인 태도를 유지하고, 우리가 여전히 할 수 있는 것과 여전히 참여할 수 있는 활동, 그 실현을 위한 해결책(위에서 언급된 다이어리와 달력 등) 찾기에 초점을 맞추는 것이 가장 중요하다. 이 모든 것은 보다 긍정적인 태도에 영향을 준다.

이 보고서는 또한 여성 환자들이 가족에게서 받는 부정적인 태도, 그리고 그 태도와 환자 자신의 태도와의 차이점에 대해 이야기했다. "여성 환자들은 병의 악화가 피할 수 없는 것이 아니며 현재 상태를 유지할 수 있다고 기대했다. 반면에 가족들은 미래가 두려운 이유가 불확실성 때문이고 치매가 '얼마나 나빠질지' 알 수 없기 때문이라고 생각했다."

나는 친구들에게 가족과 친구들로부터 긍정적인 견해를 전해들을 수 있었느냐고 물었다.

"내가 긍정적이고 이런 긍정적인 위험을 감수하려는 것을 본 이후 우리 가족의 태도가 바뀌었어요. 가족은 치매가 나의 끝이 아니고 내가 가족의 짐이 되지 않을 것이라는 걸 알고 있었기에 더 긍정적이 되었어요. 어느 날 아들이 내가 아주 자랑스럽다고 말하더라고요. 아들은 치매 진단에 대해서 더 부정적이었어요. 내가 기차 여행을 가는 걸 좋아하지 않았죠. 나는 아프니까 집에만 있어야 한다고 생각했어요. 그런데 어제는 이렇게 말하더라고요. '엄마, 정말 자랑스러워요. 엄마가 일을 진행하고 독립성을 유지하는 방식이요.' 사람의 인생은 태어날 때부터 모험이지만, 나는 치매가 나를 규정하게 두지 않을 겁니다. 그리고 우리 가족은 내가 치매에 걸리기 전에 했던 일을 하지 못하게 되면 치매가 더 심해질 것이라는 걸 알게 되었어요."

"남편은 훌륭한 사람이었어요. 내가 하고 싶은 일은 뭐든 하게 해주었고 한 번도 '할 수 없어'라는 말을 하지 않았죠. 그 점이 정말 훌륭해요. 가끔씩 내 상태가 안 좋은 날에는 남편이 대신 해주길 바라기도 하지만, 나는 항상 그런 나쁜 날과 맞서 싸웁니다. 나는 절대 쉬지 않아요. 늘 정신없이 바쁘지만, 남편은 내가 무슨 일이든 하게 해주지요. 내가 원하는 일을 하게 해주는데, 그 점이 정말 고마워요. 모임에서 남편이나 아내가 상대의 역할을 대신하는 사람들을 보았는데 그들은 환자가 아무 일도 못하게 했거든요. 심지어 말도 못하게 했어요. 하지만 우리는 하고 있는 일을 계속 해야 해요."

"당신이 알츠하이머병에 걸렸다고 말하면, 그 즉시 사람들은 아주 부정적으로 반응합니다. 그러나 이제는 누군가를 만나면 그 사람이 이렇게 말해요. '아, 오랫동안 보지 못했네요.' 내가 '알츠하이머병 진단을 받았어요.' 그러면 놀라는 상대에게 나는 바로 놀라지 말라며 말합니다. '아, 아니에요. 미안해 하지 마세요. 난 즐기고 있어요.' 나는 그 순간 내가 잘 살고 있다고 생각하기 때문에, 내가 하고 싶고, 좋아하는 일을 하고 있습니다."

동료 환자들의 지원

요크에 있는 '마음과 목소리' 모임에 처음 참석했을 때가 아직도 기억난다. '마음과 목소리'는 치매를 앓는 사람들을 지원해주는 지역 모임이다. 사실 처음 가기 전에 망설였다. 어쨌든 나는 '단체형 인간'이 아니었기 때문이다. 전에는 이런 모임에 한 번도 참석하지 않았다. 그러나 이 모임에는 왠지 마음이 끌렸다. 나와 같은 처지에 있는 다른 사람들을 보고 그들의 이야기를 들으며 내가 혼자가 아니라는 것을 알 필요가 있었다. 나는 WOW(Women of the World, 세계 여성) 회의에 참석해서 동료들 지원의 힘에 대한 아그네스 휴스턴의 강연을 들은 적이 있었다. 그래서 시험 삼아 참석해보았다.

무엇보다도 차분한 느낌, 내 자리에 편안히 앉았을 때의 느낌, 마지막으로 친구들 사이에, 그리고 나와 같은 방식으로 나를 판단하고 이해해주는 사람들 사이에 있는 것 같은 느낌을 받았던 기억이 지금도 떠오른다. 우리는 그냥 자연스럽게 '있으면' 된다.

6년이 지난 지금도 친구들이 있는 방에 들어가면 똑같은 느낌을 받는다. 그들은 일찍이 '마음과 목소리'와 관계를 맺은 이후 아주 많은 우정의 꽃을 피웠다. 우리는 오랫동안 보지 못한 친구를 만난 것처럼 서로 반갑게 인사하고 서로를 성이 아닌 이름으로 부른다. 조지는 나를 누나라고 부르고, 나는 그를 '동생'이라고 부른다. 우리는 그 정도로 친밀하게 느낀다.

치매라는 공통점이 없었다면 나와 친구들은 절대 만나지 못했을 것이다. 그중 다수는 자신의 오래되고 친숙한 우정이 사라졌다는 사실을 받아들여야 했다. 우리는 서로의 과거에 대해서는 거의 모른다(어쨌든 자세한 내용을 기억하지 못할 것이다). 하지만 치매를 진단받은 사실을 공유하며, 당장의 유대감을 형성하기에는 그것으로 충분하다.

치매에 걸린 다른 사람들을 만남으로써 치매에 대한 나의 태도가 바뀌었기 때문에, 나는 친구들에게 치매가 자신에게 어떤 의미냐고 물어보았다.

"동료들 사이에 있으면서, 치매 진단을 받았거나 실제로 진단을 받지 않고 살아가는 환자들의 비율은 정말 얼마 안 돼요. 그리고 우리의 긍정적인 성격과 태도에 절대 다가서지 않는 사람들은 정말 많죠. 그들은 우리와 다른 사람들을 절대 만나지 않기 때문이에요. 어쩌면 그들에게는 모든 것에 대해 아주 부정적인 가족이나 배우자가 있을지 몰라요. 치매에 걸린 배우자를 보는 것을 원하지 않는 아내나 남편 때문에 집 밖에 나가지 못하는 환자들에 대한 이야기를 들은 적이 있습니다. 또 치매에 걸린 친구의 현재 모습이 아니라 과거 모습을 기억하고 싶어서 친구들이 더 이상 찾아오지 않는 환자들에 대해 이야기하는 것도 들었고요. 외부에는 지원이 아주 많지만, 동료들을 만나는 이 귀중한 경험을 하지 못하는 환자들이 정말 많습니다."

"진단을 받고 혼자라는 생각이 들었어요. 아는 단체도 없었고, 어디로 가야 하는지도 몰랐어요. 알츠하이머협회에서 나온 여성이 크게 선심 쓰는 척했어요. 그녀는 나한테 어린애처럼 말했어요. '오, 잘하고 계시네요. 오늘 근사해 보여요.' 하지만 나한테 필요한 것은 그런 말이 아니에요. 나에게는 방향이 필요했어요. 지역 단체를 찾은 것이 약간 전환점이 되었어요. 진단을 받고 잘 대처해나가던 남성이 있었는데, 그 사람은 진단받은 지 한참 되었어요. 처음 그 모임에 참가했을 때는 무엇을 찾아야 하는지 몰라서 많이 두려웠던 것 같아요. 내 또래의 치매 환자를 한 번도 만난 적이 없어서 이 사람들이 어떤 모습일지도 몰랐어요. 하지만 나보다 나이 많은 사람들도 있었고 내 또래 사람들도 있었는데, 갑자기 그렇게 외롭지 않았어요."

"이 사람들이 모두 일을 하고 서로 도와주고 이야기하고 있었어요. 이런 식으로 우리는 독학하고 있어요. 나의 전환점은 모든 사람을 만난 것이었고, 모두 아주 긍정적이었어요. 이제 우리는 부정적인 것은 생각하지 않아요."

"당신이 다른 사람들과 상호작용하는 방식에 따라 진단받은 사실에 대한 느낌이 바뀔 수 있어요. 다른 동료들을 만나기 전에는 다른 모든 것이 정상이고, 정상이 아닌 세상에서 당신만 혼자 있다는 느낌이 들 거예요. 많은 사람들이 진단을 받고 처음 몇 달은 앞이 캄캄하고 가끔씩 자살 충동도 느끼고, 그 상태에서 빠져나오지 못하는 사람도 있다는 것을 알아요. 그러나 다른 사람들을 만나서 새로운 친목 모임을 만들면서,

다시 활기차게 생활하게 되었어요. 우리는 우리 자신일 뿐 이상한 사람이 아니에요. 없는 사람이 아니라고요."

"우리에게 부정적인 느낌을 주는 전문가들이 있는가 하면, 긍정적인 느낌을 주는 사람들은 모두 치매 환자예요. 나는 긍정적인 위험을 감수하는 것을 더 좋아해요. 내가 죽는다면 행복하게 죽을 거예요."

또한 스코트의 연구는 지원 단체의 장점에 대하여 이야기했다. "치매를 앓는 사람들을 지원하는 단체에 대한 조사 보고서는 이런 단체들이 우울증과 삶의 질을 향상시키고 자존감을 높일 가능성이 있음을 밝혀냈다. 이들 단체는 참가자들에게 지원 환경에서 자신의 보유 능력을 선보이고 자신의 두려움과 감정을 표현할 기회를 제공한다."

분명 단체가 다 같지는 않을 것이므로, 자신에게 맞는 단체를 찾을 수 있을 것이다. 그러나 보고서는 "그런 단체에 참여할 수 있게 하고 권장하면 자아를 향상시키고 암암리에 웰빙의 질도 높일 수 있다는 것을 알아냈다. 이것은 치매를 앓는 사람들이 사회적 거부를 두려워하여 자신의 증상을 약하게 바꾸어 말하거나 감추는 고달픈 과정에 관여하려 하지 않는다는 점에서, 치매 낙인찍기를 줄이는 더 큰 문제와 관계가 있다."

이상적인 세계라면 이런 틈새 단체가 필요하지 않을 것이다. 우리 사회는 우리의 통합을 허용할 조정을 하지 않을 것이기 때문에 실제로 우리에게는 동료 환자들의 지원 단체만 있을 뿐이다. 일반 미술 단체로도 충분할 텐데, 왜 굳이 치매 환자를 위한 별도의 미술 단체를 만들어야 하는가? 내가 가입했던 합창단과 내가 그 활동을 얼마나 좋아했던지가 기억난다. 하지만 합창단 측에서 가사를 외우지 못하는 내가 악보를 들고 무대에 서는 것을 허용하지 않았기 때문에 나는 그만둘 수밖에 없었다.

어쩌면 앞으로 우리는 치매 진단에 대하여 아무에게나 터놓고 이야기할 수 있을 것이다. 하지만 그런 멋진 세상이 될 때까지는 동료 환자들의 지원 단체가 가장 안전하고, 가장 편안하고, 가장 편견 없는 환경을 제공해준다. 그리고 우리를 많이 웃게 해준다.

우리는 치매로 인해 우리 앞에 놓인 난관이 무엇이든 서로를 이해하고, 신뢰하고, 비판하지 않으며, 공유하고, 보살피고, 도와주기 위해 존재한다. 아마 우리는 세상 사람들에게 상대가 누구이든 타인을 받아들이고 이해할 수 있다는 아주 단순한 가르침을 줄 수 있을 것이다. 이것이 우리처럼 복잡한 뇌 질환을 앓는 사람들도 아는 것이라면, 평범한 다른 사람들에게는 어려울 리 없다.

"도대체 왜 멈춰야 하는가"

나는 담당 의사 앞에 앉아 있다. 내 손에는 의사의 서명을 받아
야 하는 종이 한 장이 있다.

"부탁드릴 게 있어요."

내가 말하자 그녀는 어리둥절해하며 돌아본다.

"허락받을 일이 있어서요."

나는 들고 있던 종이를 책상 건너편의 의사에게 건넸다. 종이
를 펼친 의사가 혼란스러움에 이마를 찌푸리는 것이 보인다. 그리
고 드디어 의사가 말한다.

"스카이다이빙을 하려고요?"

몇 개월 후, 잠에서 깬 내 얼굴에 미소가 떠오른다. 숨을 죽이고

창을 덜거덕덜거덕 흔드는 바람 소리가 있는지, 전에도 여러 번 그랬던 것처럼 비행할 수 없다는 경고의 소리가 있는지 귀를 기울인다. 그러나 오늘은 새소리만 들린다. 특히 오늘은 그들과 합류하기 위해 하늘로 향하려고 하는 날이니만큼 좋은 징조다.

청년 치매 UK의 광고를 본 지 몇 개월이 지났다. 이 단체는 내가 어떤 식으로든 늘 관여하는 자선단체다. 올해 그들은 스카이다이빙 활동을 준비하여 기금을 조성하고자 했다. 아마 친척이나 간병인들의 참여 신청을 기대했을 것이다. 하지만 나는 건강했다. 치매 환자는 비행기에서 뛰어내릴 수 없다고 누가 말하겠는가?

우리는 푸른 하늘 아래에서 난다. 담당 의사가 신체검사 면제 서류에 서명을 했는지 궁금하다. 의사의 허락이 없으면 준비하는 측에서도 허락하지 않을 것이다. 하지만 나한테는 다행히도, 의사가 나의 첫 번째 책을 읽은 후 치매에 대한 견해가 바뀌었다. 그래서 내가 부탁을 했을 때, 눈을 굴리고 고개를 설레설레 젓더니 입가가 올라가며 미소를 짓고는 서류에 서명해주었다.

젬마와 함께 비행장을 알리는 표지판을 보면서, 글라이더 비행을 위해 마지막으로 이곳을 찾았던 때가 기억났다. 조종사는 비행 전에 나의 두 딸을 한쪽으로 데려가서 내가 해낼 수 있겠느냐고 물었다. 나는 그의 이런 불신의 태도가 내가 이 주제에 대한 책을 써야 하는 또 다른 이유라는 것을 알기 때문에 성내지 않으려고 노력했다. 그래서 그렇게 했다. 물론 내가 땅으로 다시 내려왔을 때 말이다.

도로의 진출 램프가 가까워질수록 차가 막히기 시작한다. 내비

게이션을 흘끗 보니 10분 이내에 도착이라고 하는데, 이 모든 차들 때문인가 하고 의아해진다. 젬마는 어딘가에 늦게 도착하는 것을 내가 불안해하고 걱정한다는 것을 잘 안다.

"길이 막힌다고 스트레스를 받으면서, 비행기에서 뛰어내리는 건 걱정되지 않아요?"

젬마가 웃으며 말한다.

내가 이 미친 최신 계획에 대해 사람들에게 이야기하면, 매번 항상 잠시 침묵이 흐르고 사람들은 믿을 수 없다는 듯이 나를 보았다. 그러면 나는 약 3킬로미터 상공에서 다른 사람에게 연결된 상태로 비행기에서 뛰어내리는 것이라고 알려주어, 분위기를 가볍게 바꾸고 그들을 안심시켜야 한다는 생각이 든다. 내가 낙하산을 펴는 것을 잊을까봐 걱정하지 않아도 된다.

"그래서 그냥 안심하고 즐길 수 있어."

나는 어깨를 으쓱했다. 사람들이 납득했는지는 나도 잘 모른다. 위험회피가 왜 그렇게 많은지 궁금하다. 치매에 걸렸든 안 걸렸든 나의 삶의 질은 옆 사람의 삶의 질만큼이나 중요하며, 나는 내 삶에 경험과 모험이 가득하길 원한다. 왜 안 되는가?

젬마는 옆에 앉아 자유낙하가 아니라 늦어지는 도착을 걱정하는 나 자신을 놀렸다. 젬마가 비행기에서 뛰어내린다는 생각을 할 수 없다는 것을 안다. 그러나 젬마의 긍정적이고 협력적인 태도는 내가 걱정 없이 그렇게 할 수 있다는 뜻이다. 나의 두 딸은 내가 다음에 하고 싶은 것이 무엇이든 처음에는 충격을 받고 경악했어도 끊임없이 나를 격려해주면서, 항상 내가 할 수 있게 해주었다. 아이들은 나와 동일한 방식으로 걱정을 떨쳐버렸다. 아이들은 내가 즐길 수 있게 해주었고, 나는 그 점이 언제나 고맙다.

우리는 드디어 간선도로에서 나와 비행장으로 들어갔다. 거기에서 함께 뛰어내릴 스카이다이버를 소개받고 작성해야 할 서류를 받았다. 아무도 치매를 입에 올리지 않는다. 앉아서 차를 마시며 구름으로부터 내려오는 다른 낙하산을 지켜볼 때도 마찬가지다.

마침내 내 이름이 불렸다. 젬마와 마지막 포옹을 하고 나는 연습을 하러 갔다. 물론 나는 아주 들떠 있다. 나를 가르치는 강사는 많은 내용을 지시한다. '해야 할 일'은 많고 '하지 말아야 할 일'은 훨씬 많다. 예를 하나 들자면, 착지할 때 반드시 발을 들어야 한다는 것이다. 그거면 된다.

나는 농담으로 다른 사람들을 안심시켰다. 특히 쉰 번째 생일 아침에 스카이다이빙을 선물한 가족에게 '깜짝 놀란' 여성이라고 농담을 하면서 다른 사람들을 안심시켰다.

나는 역시 자선기금을 위해 점프를 하는 젊은 여성 옆에 섰다. 우리를 촬영할 남자 두 명이 예의 바르게 이야기를 한다. 나는 '청년 치매 UK'를 위해 점프를 한다고 말했다.

"내가 치매에 걸렸거든요."

내가 말하자 그들은 알아들었지만 눈도 깜짝 안 한다. 어쨌든 나와 태도가 같은 사람들이다. 재미로 비행기에서 뛰어내리는 것을 좋아하고, 모험을 갈망하는 사람들이다. 나에게 책임을 물을 사람들이 아니라는 걸 안다.

내 앞에 내가 입을 점프슈트가 있다. 어디가 팔다리인지 알지 못한 채 내려다보기만 했다. 온통 분홍색 옷을 입은 거대한 남자가 갑자기 성큼성큼 나에게 다가왔다.

"자, 이 기계에 들어가는 것을 도와드릴게요. 오늘을 기억에 남을 날로 만들어드리겠습니다."

그가 차분하게 말한다. 그런데 어쩐지 목소리와 체구가 어울리지 않는다. 나는 그에게 아무 말도 하고 싶지 않다.

그때부터 그를 미스터 핑크맨이라고 불렀다. 나는 두려움 없이 그가 나를 하늘을 올려다보게 하고 안전하게 땅으로 데려다줄 것임을 완전히 믿을 뿐이다. 내가 비행기로 걸어갈 준비를 할 때 모든 시선이 나에게 쏠렸다. 젬마 주위로 구경꾼들이 모여들고, 걱정스러운 눈들이 나를 쳐다보는데 마치 이런 말을 하는 것 같다.

"이걸 해야 해?"

나는 젬마를 마지막으로 안아주고, '정말 흥분돼!'라고 말하여 더 안심시켰다.

내가 입은 빨간색과 파란색으로 된 점프슈트가 너무 크고 무거워서 비행기 쪽으로 비치적거리며 걸어갔다. 두 사람이 나를 끌어 올렸다. 비행기 내부가 텅 빈 껍데기처럼 좌석도 없이 바닥만 있어서 놀랐다. 다른 사람들이 합류하고, 오래지 않아 우리가 탄 비행기는 활주로를 따라 부르릉거렸다. 이륙하기 시작하자 비행기 엔진의 굉음이 들린다. 미스터 핑크맨이 여기 하늘에서 보이는 것들을 줄줄이 설명해주고, 나는 해안선 위의 근사한 광경에 마음을 뺏겼다. 북쪽으로 필리, 플라보로 곶, 스카보로를 거쳐 로빈 후드 만까지 보이고, 비행기가 남쪽으로 방향을 바꾸면서 상승하면 내가 사랑하는 험버브리지가 보인다.

비행기는 3킬로미터 상공까지 상승하는 데 약 20분이 걸렸고, 뛰어내리기에 적절한 시간이 되었다는 신호음이 들렸다. 미스터 핑크맨이 자기와 나를 단단히 묶고, 우리는 열린 비행기 문을 향해 발을 끌며 걸어갔다.

"뒤돌아요, 뒤돌아."

차가운 공기가 몰려와 숨도 쉬기 힘들 때 그가 내 귀에 대고 반복하여 말하자 우리는 뛰어내렸다. 나는 하늘에 떠 있고, 아래로 땅이 보인다. 내 등에 묶여 있는 미스터 핑크맨이 거북이 등껍질 같다. 우리는 새들보다도 높이 있다.

우리는 떨어진다. 더 빠르게… 더 낮게… 정확하게는 시속 210 킬로미터의 속도로 떨어진다. 나는 지금 땅을 향해 자유낙하를 하고 있고 살아오면서 가장 크게, 활짝 미소를 짓고 있다. 이것이 자유가 아니라면, 난 자유가 무엇인지 모른다. 지금까지는 치매가 없다. 지금까지는 치매라는 병이 내 뇌에 없다. 나를 땅에 묶어둔 모든 것으로부터 자유롭게 하늘을 날고 있다.

나는 곧 덜커덩거리는 분홍색 낙하산에 놀라게 되고, 우리 위로 낙하산이 펼쳐지면 천천히 지면을 향해 떠내려가며 평화와 정적, 고요한 느낌에 또 놀란다. 구름은 우리의 동행이고, 대지는 완성된 퍼즐이다.

내 귓가에 목소리가 들렸다.

"곡예와 빙빙 돌기 할 생각 있어요?"

내 대답 소리가 들린다.

"네!"

우리는 이리저리 회전하면서 허공에서 휙 움직였다. 처음에는 눈을 감고 눈알이 빠질 것 같은 느낌이었지만, 일단 적응하자 다시 살짝 눈을 떠본다. 휙휙 지나가는 세상에 기뻐서 비명을 지른다. 우리는 다시 몸을 똑바로 했다. 여기에서는 지면을 향해 아주 천천히 내려가고 있는 것 같지만, 대지가 가까워질수록(그리고 손을 흔드는 젬마가 작은 점으로 보이자) 우리가 사실 놀라운 속도로 내려가고 있음을 알 수 있다.

"다리 들어요."

조망권에 시시각각으로 가까워지자 미스터 핑크맨이 내 귀에 대고 소리쳤다. 착륙 지점이 숲 뒤에 있다고 생각되어 헷갈렸다.

"다리 들어요."

그가 다시 말했다. 그러나 나는 넘치는 스릴에 지쳤다. 마치 바람이 남기고 간 것처럼 얼굴에는 여전히 미소가 남아 있지만, 기운이 하나도 없다. 그때 땅에 있는 사람들이 외치는 소리가 들렸다.

"다리 들어요, 웬디."

미스터 핑크맨은 나의 상태를 인지하고, 그는 물 위에 오리를 내려놓듯이 우리 둘을 착지시켰다. 나는 그의 발치에 털썩 쓰러졌다.

"나 때문에 착륙 지점을 맞추지 못한 거예요?"

내가 물었다.

"아니요. 당신이 할 수 있다는 걸 모두에게 보여줘야 했어요."

그가 말했다. 그는 나를 안아준 뒤 클립과 패스너를 모두 풀어주었다. 다른 두 남자가 와서 사람들의 박수와 환호 소리에 맞춰 비틀거리며 격납고로 돌아가는 나를 도와주었다. 그곳에서 나는 점프슈트를 벗었다.

나는 젬마를 크게 안아주는데, 군중 속에서 남자 한 명이 나와 우리를 방해했다. 내가 자선기금 마련을 위해 이 일을 한 것을 아는 그 남자는 지갑에서 20파운드 지폐를 꺼냈다.

"놀라워요. 잘했어요."

그는 말하며 지폐를 나에게 건넸다. 그는 내가 하늘을 날았을 때 그 상황을 의심했던 사람들 중 한 명이었을까? 누가 알겠는가. 그 순간 나는 거의 신경쓰지 않았다.

내가 다른 사람들의 말을 귀담아들었다면 절대 비행기에서 뛰어내리지 못했을 것이다. 다른 사람들이 치매를 앓는 사람들에게는 불가능하다고 말하는 일의 절반이나 해내지 못했을 것이다.

지금 육지로 돌아왔는데도 여전히 들뜬 기분이다. 그리고 다음 모험을 계획하며 나는 속으로 조용히 부르짖는다. 도대체 왜 멈춰야 하는가?

감사의 글

치매 진단을 받으면 낙담하고 자기의심을 하기 쉽지만, 제 책은 절대 스스로 포기해서는 안 된다는 것을 보여줍니다. 포기는 다른 사람들이 대신 해줄 겁니다.

이번에 나온 두 번째 책(제가 타이핑을 하며 글을 쓸 것이라고 7년 전에 어느 누가 생각이나 했을까요?)에서는 감사드려야 할 분이 참 많습니다. 모두 저를 지지해주고 격려해준 분들이죠.

훌륭한 공저자이자 친구인 아나 와튼은 감사하게도 첫 책에 이어 두 번째 책도 저와 함께 작업을 해주었습니다.

저희를 정말 열심히 지원해준 로버트 캐스키에게 감사를 드립니다. 재스민 호시, 세라 러딕, 케이트 쿼리, 스테파니 래스본, 조니 코워드, 아쿠아 보아텡 등 블룸스베리 퍼블리싱의 훌륭한 직원들과 다시 저를 믿어준 알렉시스 커시바움, 정말 감사합니다. 또한 이번에도 아주 멋진 표지를 만들어준 데이비드 만에게 특별한 감사를 표합니다.

책에 언급된 모든 연구자들께 감사를 드립니다. 그들은 치매를 앓으면서도 잘 생활할 수 있는 방법, 치매 환자를 잘 돌볼 수 있는 방법, 스스로를 돌볼 수 없는 사람들을 잘 돌볼 수 있는 방법을 찾는 일에 매진하기로 결심한 분들입니다. 계속 이메일을 보내 도움을 청해도 인내심 있게 유머로 답해주신 얀 오예보데 교수님 대단히 감사합니다. 그리고 좋은 친구인 팻 사익스 교수와 줄리 크리스티 박사의 충실한 도움과 지원에도 큰 감사를 표합니다.

치매에 걸린 모든 친구들, 특히 게일과 조지, 도리가 없었다면 정말이지 이 책을 쓸 수 없었을 겁니다. 우리도 할 수 있다는 것을 세상에 입증할 수 있게 해준 '치매의 혁신(Innovation in Dementia)' 단체와 함께 당신들은 최고입니다. 그 고마운 마음은 아무리 표현해도 부족할 거예요.

마지막으로 꼭 감사드려야 할 다섯 사람이 있습니다. 제 인생에서 가장 중요한 세라, 젬마, 스튜어트. 그들의 이해와 사랑, 치매에 걸린 나와 함께하겠다는 지속적인 의지가 없었다면 저는 아마지금과는 아주 다르게, 외로운 처지에 있을 겁니다. 그리고 빌리와 멀린, 두 사람은 나를 따뜻하게 안아주고 무조건적인 사랑과 웃음을 주었습니다. 모두 감사합니다.

저의 엉뚱한 행동들이 담긴 이 책에 이어 제 블로그도 읽고 제 트위터도 팔로우해주세요.

www.whichmeamitoday.wordpress.com
Twitter: @WendyPMitchell